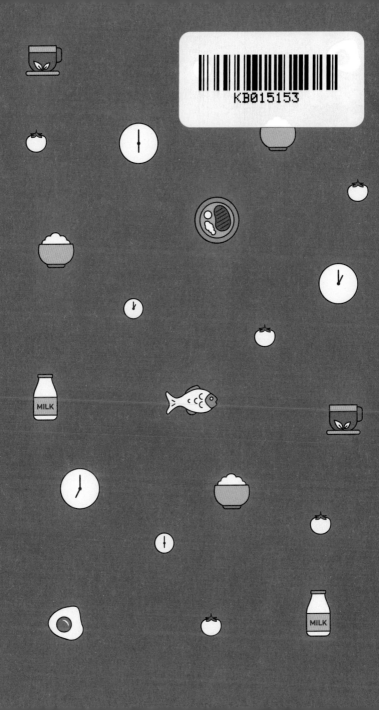

KB015153

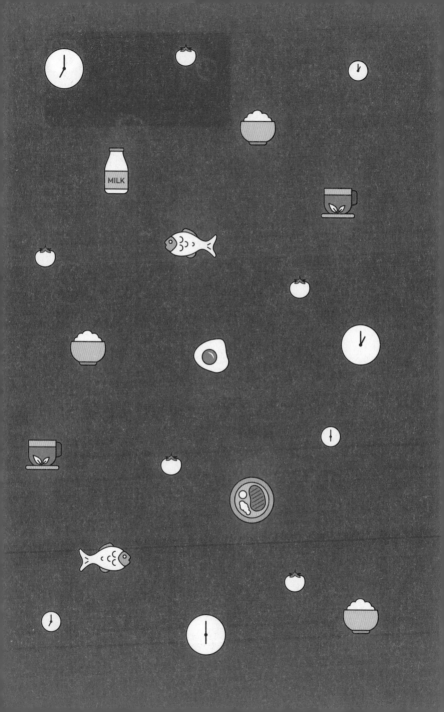

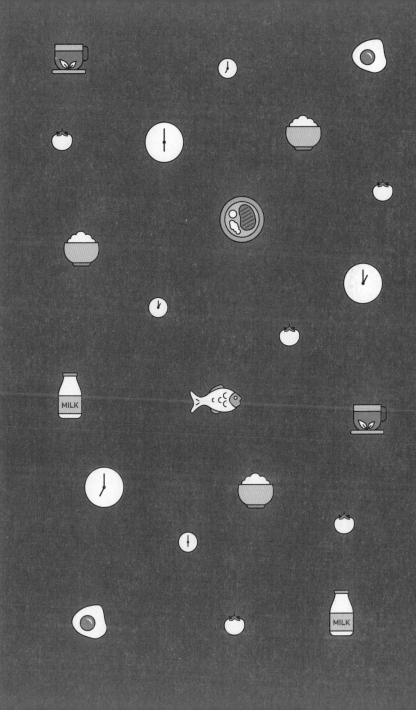

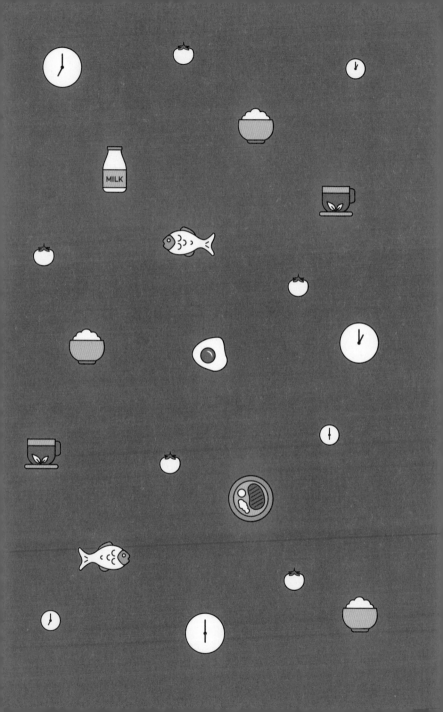

내 몸 바꾸는 식사법

TABERU JIKAN KOSOGA SAIKO NO KENKOHO
65 SAI KARA NO SHITTE OKITAI JIKANEIYOGAKU
supervised by Shigenobu Shibata
Copyright © Shigenobu Shibata 2024
All rights reserved.
Original Japanese edition published by Ie-No-Hikari Association, Tokyo.
This Korean edition is published by arrangement with Ie-No-Hikari Association, Tokyo
in care of Tuttle-Mori Agency, Inc., Tokyo, through Imprima Korea Agency, Seoul.

이 책의 한국어판 출판권은
Tuttle-Mori Agency, Inc., Tokyo 와 Imprima Korea Agency를 통해
Ie-No-Hikari Association, Tokyo와의 독점계약으로 바바에 있습니다.
저작권법에 의해 한국 내에서 보호를 받는 저작물이므로 무단전재와 무단복제를 금합니다.

식사 시간대만 조절해도 열 배 건강해진다!

내 몸 바꾸는 식사법

시바타 시게노부 감수 | 홍성민 옮김

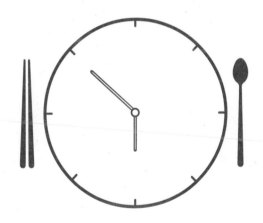

레몬한스푼

내 몸 바꾸는 식사법

1판 1쇄 2024년 9월 25일
1판 2쇄 2024년 12월 25일

감수자 시바타 시게노부
옮긴이 홍성민
그린이 Namiuchi Beroko

편집 정진숙 디자인 레이첼 마케팅 용상철
인쇄·제작 도담프린팅 종이 아이피피(IPP)

펴낸이 유경희 펴낸곳 레몬한스푼
출판등록 2021년 4월 23일 제2022-000004호
주소 35353 대전광역시 서구 도안동로 234, 316동 203호
전화 042-542-6567 팩스 042-718-7989 이메일 bababooks1@naver.com
인스타그램 bababooks2020.official
ISBN 979-11-986933-7-2 03510

* 잘못된 책은 구입하신 곳에서 바꾸어 드립니다.

레몬한스푼은 도서출판 바바의 출판 브랜드입니다.

나에게 필요한 영양을
그 성분이 최대한 효과를 낼 수 있는
시간대에 섭취하는 것.
그것만 의식적으로 실천해도
매일의 식사가 즐거울 것이다!

시작하며

'일찍 자고 일찍 일어나기, 아침밥 먹기'라는 식생활 운동이 있다. 그렇다면 '늦게 자고 늦게 일어나기, 저녁밥 먹기'라는 식생활 운동은 왜 없을까? 아침식사는 영어로 블랙퍼스트(breakfast, 금식을 깨뜨리는 식사)다. 잠자는 동안의 공복 상태를 끊는 식사라는 의미에서 그렇게 부른다.

반면 휴식을 취하고 잠자는 시간대, 즉 에너지를 쓰지 않는 시간대 전에 먹는 것이 저녁식사다. 이것만으로도 아침식사와 저녁식사의 의미가 다르다는 것을 짐작할 수 있다.

이처럼 먹는 시간대와 건강을 과학적으로 설명하는 것이 '시간영양학'이다.

해외에 가면 현지 시간과 자기 신체시계가 일치하지 않아서 시차증이 생긴다. 이런 현상으로도 우리 몸에는 생체시계(생리활동을 주기적으로 반복할 수 있도록 해주는 몸의 기능.

'체내시계'라고도 함−옮긴이)가 있어 하루 24시간 주기의 리듬을 만든다는 것을 알 수 있다.

사실, 세균을 제외한 거의 모든 생물이 생체시계를 갖고 있다. 이것은 낮과 밤의 변화가 있는 지구에 살기 때문이다.

인류는 생체시계의 여러 기능 가운데 효율적인 영양 섭취를 위하여 활동적인 시간을 중심으로 하는 '식행동(食行動)' 리듬을 만들어냈다. 여기서 식행동이란 음식을 언제, 어떻게 먹는지, 즉 음식 섭취 시간과 방식을 말한다.

동시에 인공광의 발명과 농업의 발전으로 다른 동물과 달리 빛과 식행동을 조절할 수 있게 되었다. 그로 인해 수면 시간이나 식사 시간에 맞춰 생체시계가 제대로 작동하지 못하는 기능 부전으로 대사증후군 같은 질환도 생겨났다.

많은 사람이 '시간영양학'이라는 말을 처음 듣거나 낯설게 느낄 것이다.

시간영양학을 이해하기 위해 먼저 약을 복용할 때를 떠올려보자. 처방전이나 복약 안내서를 보면 '아침 2알, 저녁 1알' 하는 식으로 쓰여 있다. 이것은 약이 효과를 발휘하고 동시에 부작용을 낮추는 시간을 찾아 복약 타이밍을 정하기 때문이다. 이렇게 '생체시계와 약'의 관계를 조사하는 학문을 '시간약리학'이라고 한다.

이 개념을 그대로 식사 분야에 적용한 것이 시간영양학이다. 생체시계 연구 가운데 생체시계와 음식·영양의 관계를 밝히는 시간영양학 연구가 최근 10년 사이에 활발히 이루어지고 있다.

2017년 노벨 생리의학상은 생체시계를 만드는 부품인 '시계 유전자'(clock gene)를 발견하고 작동원리를 규명한 세 명의 미국 과학자가 수상했다. 이 연구에서 특히 주목을 받은 놀라운 성과는 내장 등의 말초 장기에 있는 '부시계'(副時計, peripheral clock)의 발견이다.

생체시계는 뇌 같은 중추 장기에 있는 '주시계'(master clock)와 위나 간 등의 장기에 있는 부시계로 이루어져 있으며, 신체의 상황에 맞춰 작동한다. 예를 들어, 간은 알코올을 비롯한 유해물질을 해독하는 기능이 있는데, 시간대에 따라 그 기능에 차이가 있어 취기의 정도가 달라진다. 때문에 술을 마시는 시간대나 방법도 달라야 한다.

생체시계는 지구의 자전 주기인 24시간에 정확히 맞춰

져 있지 않고 그보다 길다. 그래서 생체시계를 활성화할 필요가 있는데, 이때 가장 중요한 것이 햇볕이다.

아침에 햇볕을 쬐면 뇌의 주시계는 일시적으로 시계를 작동시킨다. 또 거기에 더해 아침식사를 하면 장기에 있는 부시계의 바늘이 움직인다.

또한 아침식사와 똑같은 메뉴로 저녁을 먹었을 때 아침보다 고혈당이 오래 지속되기에 저녁에는 저탄수화물을 섭취하는 것이 당뇨병 예방에 좋다. 이처럼 생체시계로 식사 타이밍의 중요성도 알 수 있다.

한편, 시간영양학은 고령자의 건강에도 중요한 역할을 한다.

나이가 들면, '반(半)건강'이라고도 불리는 미병(未病, 질병은 아니지만 일정 기간 이상 지속적으로 몸에 이상을 경험하거나 뚜렷한 원인을 알 수 없는 상태-옮긴이)의 불편한 증상을 경험하고 여러 질병에 걸릴 위험이 높아진다.

이런 상태에서는 식사요법이 중요하다. 복부 비만, 당뇨병, 지질이상, 고혈압이 복합적으로 나타나는 대사증후군의 경우에는 '과잉 영양'을 줄이고, 근육량의 감소로 근력과 신체 기능이 저하되는 근감소증이나 허약 상태라면

'부족한 영양'을 채워야 한다.

염분 배설이 왕성한 시간대를 알면 된장국은 그 시간대에 먹는다거나 뼈가 형성되기 쉬운 시간대를 알면 거기에 맞춰 칼슘과 비타민D를 섭취할 수 있을 것이다.

시간영양학에서는 음식을 추가로 섭취하거나 줄이는 것에 중점을 두는 것이 아니라 음식의 영양성분이 우리 몸에서 가장 효과적으로 작용하는 시간대를 찾아내 그 시간에 맞춰 음식을 먹는 것을 중시한다. 이처럼 최고의 건강을 위해 생체시계에 맞춰 먹는 시간대를 조절하는 것을 '시간영양학'이라고 한다.

모쪼록 이 책이 원인을 알 수 없는 미병이나 경증질환 치료를 위해 식사를 조절해야 하는 이들에게, 나아가 현재의 건강을 유지하고 건강한 노년을 누리기 원하는 모든 이들에게 도움이 되기를 바란다.

목차

아침식사가 건강을 좌우한다

3장
점심식사가 가진 의외의 건강 효과

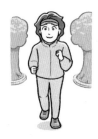

4장
건강한 저녁식사를 위해 지켜야 할 것

1장

먹는 시간과
우리 몸은
어떤 관계가
있을까

1.
공복 후의 식사가
생체시계를
초기화한다

연구 결과를 통해 시간영양학적으로는 아침부터 저녁에 걸쳐 12시간 동안은 음식을 섭취하고, 밤부터 아침까지 12시간 동안은 단식하는 것이 실천하기 쉽고 또 효과적이라는 것이 밝혀졌다. 더욱 효과를 느끼고 싶다면 공복 시간을 2시간 늘려 14시간으로 하는 것도 좋다.

햇볕은 뇌를,
아침식사는 몸을 깨운다

하루 세 끼 중 아침식사가 다른 두 끼와 다른 것은 수면이라는 긴 공복 후의 식사라는 점이다. 잠을 안 자는 동물은 없으므로 모든 동물은 공복 상태를 갖는다. 그리고 공복 후의 식사는 매우 중요한 역할을 한다. 바로 생체시계의 리셋, 즉 체내의 리듬을 초기화하는 것이다.

1997년에 포유동물의 '시계 유전자'가 발견되면서 생체시계는 뇌뿐 아니라 위, 장, 간 등의 내장과 피부, 말초혈관 등에서도 작동하는 것이 확인되었다. 뇌를 '주시계'라고 하면 내장과 혈관에는 '부시계'가 있는 것이다.

아침에 햇볕을 쬐면 뇌는 잠에서 깨고, 생체시계가 초기화되어 새로운 하루가 시작된다. 그런데 부시계는 빛의 명암뿐 아니라 아침을 먹어야 작동하기 시작한다.

즉, 밝은 빛에 의해 뇌는 깨어났어도 아침을 먹지 않으면 몸은 깨지 않는다. 아침을 먹지 않는 것은 몸 안에서 '시차증'이 생기는 것과 같다. 생체시계의 리듬이 깨지면 컨디션 난조와 질병의 원인이 된다.

나이가 들어 퇴직하거나 자녀가 독립하면 규칙적인 생활에서 멀어질 가능성이 있다. 먹는 양도 줄어서 두 끼로 때울 때가 많고, 젊을 때처럼 숙면을 취하지도 못한다. 그래서 더욱 과학적으로 몸에 맞는 시간대에 식사를 하는 것이 중요하다.

가장 적당한 공복 시간은?

공복을 유지하는 시간과 관련해서는 2016년 노벨 생리의학상을 수상한 일본의 생리학자 오스미 요시노리(大隅良典)의 오토파지(autophagy, 자가포식) 연구가 유명하다. 오토파지란 신진대사를 담당하는 세포 내 분해 시스템으로,

근육의 단백질과 지방조직을 분해해 세포의 건강을 유지하는 기능이다.

오토파지는 공복 상태에서 활발해진다. 그러나 공복 시간이 지나치게 길어져 오토파지 기능이 과잉 상태가 되면 분해된 지방이 간에 축적되어 지방간이 되거나, 고령자의 경우는 근육이 감소하는 근감소증 위험이 높아져 건강을 해칠 수 있다.

또 공복을 유지하는 시간대도 관계가 있다. 16시간 공복(8시간 섭취)에서는 오전 6시~오후 3시(A그룹)에 식사하는 경우와 오전 11시~오후 8시(B그룹)에 식사하는 경우를 비교했을 때, A그룹이 인슐린 저항성과 공복 혈당 수치, 체중, 체지방량에서 더 양호한 효과를 보였다.

한편, 공복 시간을 조사한 연구에서는 14시간 공복을 유지한 경우는 오토파지 효과가 있었지만, 11시간일 때는 그다지 차이가 나타나지 않았다. 11시간은 공복 시간으로는 짧기 때문이다. 12시간으로 늘렸더니 불과 1시간 차이인데도 14시간 공복에 가까운 효과가 나타났다. 따라서 공복이 효과를 나타내는 시간은 12시간임을 알 수 있다.

이러한 연구 결과를 통해 시간영양학적으로는 아침부터

저녁에 걸쳐 12시간 동안은 섭취하고, 밤부터 아침까지의 12시간 동안 단식하는 것이 실천하기 쉽고 또 효과적이라는 것이 밝혀졌다. 더욱 효과를 느끼고 싶다면 공복 시간을 2시간 늘려 14시간으로 하는 것도 좋다.

약은 복용시간이 중요한데,
식품은 어떨까?

병원에서 처방받은 약은 복용시간이 정해져 있다. 하루 1회 아침 복용, 하루 3회 매끼 복용 하는 식이다. 여기에는 나름의 이유가 있는데, 그 개념이 '시간약리학'이다.

예를 들어, 궤양 치료제 라니티딘을 24시간 연속 투여하는 실험을 실시했다. 그 결과, 혈중 농도는 낮과 밤에 변화가 없었지만, 라니티딘에 대한 조직의 감수성은 밤보다 낮이 높았다. 즉, 낮에 '더욱 효과가 있다'는 것이다.

또 간에서 콜레스테롤이 합성될 때 필요한 HMG-CoA환원효소는 초저녁부터 야간에 활성 수치가 높아진다. 그래서 혈중 콜레스테롤을 낮춰 혈관이 막히는 것을 예방하는 스타틴 계열의 약은 야간에 복용하는 것이 더욱 효과적일 가능성이 높다.

한편, 일본에서는 한국의 건강기능식품에 해당하는 기능성표시 식품의 섭취 시간 표시를 금지하고 있다. 이것은 약품과 달리 식품이기 때문이다. 참고로, 한국의 '건강기능식품 안정성의 주의사항'에도 섭취량 및 섭취방법, 섭취시 주의사항 등은 표시되어 있지만 '섭취 시간'에 대한 언급은 없다.

그러나 시간영양학은 식품이나 영양의 효율성이 높은 '시간대'를 찾는 것이 목적인 학문이다. 앞으로 자료와 증거가 충분히 갖춰지면 건강기능식품의 효과적인 섭취 시간대를 표시할 수 있는 날이 올 것이다.

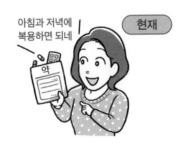

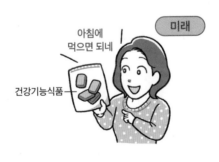

2.
간헐적 단식은
혈압을
낮춘다

미국에서 12주에 걸쳐 이루어진 실험에 따르면, 14시간 간헐적 단식을 한 그룹에서는 혈압 수치가 낮아지고 허리둘레가 줄어든 반면, 10시간 단식한 그룹은 혈압과 허리둘레 수치가 모두 상승했다. 시간영양학적 관점에서 보면 14시간 단식이 10시간 단식보다 건강에 더 효과가 있다는 것을 확인할 수 있다.

간헐적 단식의
효과를 보려면?

최근 일정 시간 공복을 유지하는 '간헐적 단식'이 주목받으면서 효과적인 다이어트 방법으로 유행하기도 했다. 간헐적 단식은 시간영양학 전문용어로 '식사 시간 제한법'이라고 하는데, 실제로 여러 연구를 통해 비만 해소와 혈압을 낮추는 건강 효과가 있는 것으로 밝혀졌다.

나이가 들면 혈관의 탄력이 떨어져 혈압이 높아진다. 그중에는 고혈압으로 진단받아 혈압을 낮추는 약을 복용하는 사람도 있을 것이다. 이런 사람들에게는 간헐적 단식이 한 가지 대안이 될 수 있다.

가령, 아침을 오전 8시에 먹고 저녁은 오후 6시에 먹는다면 하루 식사를 10시간 이내로 마쳐서 14시간을 공복 상태로 유지할 수 있다. 또 아침을 오전 8시에 먹고 저녁을 오후 10시에 먹는다면 하루 식사를 14시간 이내로 마쳐 공복 상태가 10시간이 된다. 두 경우 공복 상태는 2시간 차이지만, 그 결과는 크게 달랐다.

미국에서 12주에 걸쳐 이루어진 실험에 따르면, 14시간 간헐적 단식을 한 그룹에서는 혈압 수치가 낮아지고 허리둘레가 줄어든 반면, 10시간 단식한 그룹은 혈압과 허리둘레 수치가 모두 상승했다. 시간영양학적 관점에서 보면 14시간 단식이 10시간 단식보다 건강에 더 효과가 있다는 것을 확인할 수 있다.

그러나 아무리 간헐적이라고 해도 일상생활을 하면서 14시간을 단식하기는 쉽지 않다. 만약 아침식사를 오전 8시에 하고 저녁식사를 오후 8시에 하는 12시간 단식이라면 어떨까. 시도해볼 만하지 않을까.

간헐적 단식의 시간에 따른 효과를 보면 13시간에서 16시간까지는 거의 차이가 없었다. 그렇다면 우선 12시간 단식부터 서서히 시작해볼 것을 권한다. 그러다가 익숙해지면 공복 시간을 조금씩 늘리는 것이 의미있는 효과를 얻는 방법이다.

단, 18시간을 초과하는 것은 좋지 않다. 오토파지의 폐해가 나타나기 때문이다. 오토파지는 세포가 자신을 분해해서 건강을 유지하는 기능으로, 공복 시간이 길수록 활발해진다. 그러나 지나치게 길어지면 지방간과 근육 감소 위험이 높아져서 결과적으로 건강에 피해를 준다. 지방간도 문제지만, 고령자에게 근육 감소는 근육량과 근력 저하를 의미하는 근감소증으로 이어져 신체활동량 감소와 우울 증상을 초래하기도 한다. 근육 감소는 건강한 생활을 유지하기 위해서도 피해야 할 현상이다.

간헐적 단식은 짧으면 12시간, 길어도 16시간 이내로 하자.

아침밥은
너무 늦게 먹지 않는다

간헐적 단식에 성공하기 위해서는 또 하나 중요한 것이 있다. 생체시계를 아침형으로 초기화할 수 있는 시간대에 단식을 끊는 첫 식사를 하는 것이다.

생체시계의 초기화 효과가 높아지는 것은 아침 시간대로, 점심에 가까워질수록 약해진다. **아침식사는 늦어도 아침 9시까지는 먹도록 하자.**

아침식사 시간이 늦어지면 저녁식사도 뒤로 늦춰져 시간영양학적으로 지방이 축적되기 쉬운데, 이 점도 일찌감치 아침을 먹어야 하는 이유 중 하나다.

아침식사 시간과 공복을 유지하는 단식 시간을 정하면 저녁식사 시간은 저절로 정해진다. 만약 12시간 간헐적 단식을 한다면 오전 8시에 아침을 먹고 저녁은 오후 8시에 마친다.

고혈압 외에 비만과 지질이상으로 고민하는 사람에게도 간헐적 단식은 시도해볼 만한 가치가 있다. 무리하지 않는 범위에서 도전해보자.

증상별
약 복용법①

고혈압

혈압은 아침에 낮고 점심부터 저녁 때까지 높아졌다가 수면 중에는 낮아지는 리듬을 갖는다. 혈압이 정상인 경우, 낮보다 밤에 20~30% 낮아지고 아침에 잠에서 깼을 때는 급격히 상승한다(dipping형). 반면에 고혈압인 경우, 야간 혈압이 낮보다 10% 정도밖에 내려가지 않거나(non-dipping형), 혹은 야간에 거꾸로 혈압이 상승하는 경우(riser형)도 있다.

그래서 고혈압 치료에서는 야간 혈압을 조절하는 것이 중요하다. 혈압 강하제를 아침과 저녁에 투여한 경우, 저녁 시간대에 심혈관 장애 증상이 일어날 가능성이 0.39배 낮아졌다. 특히 새벽에 혈압이 높아지는 사람은 저녁식사 후나 취침 전에 혈압 강하제를 복용하는 것이 효과적이다.

기관지천식

기관지천식의 발작은 새벽에 많이 일어난다. 새벽에는 교감신경이 약해지고 부교감신경이 우위가 되어 기관지가 수축하기 쉽기 때문이다. 또 기관지의 염증 정도를 알기 위해서 '최대로 숨을 내쉴 때의 호흡의 흐름'을 재는 피크 플로우(peak flow) 측정법이 있다. 천식의 징후가 보일 때는 피크 플로우가 저하한다. 이 수치는 낮에는 높고 새벽에 최저치를 보인다. 즉, 기관지천식의 발작이 일어나기 쉬운 시간대는 새벽이라는 얘기다. 천식 치료제로 사용되는 기관지 확장제 테오필린은 복용 후 10~12시간이 지났을 때 혈중 농도가 최대치가 되도록 만들어졌다. 저녁식사 후에 복용하면 아침에 가장 큰 효과를 볼 수 있다.

※여기서의 설명은 일반론이므로, 용법 및 용량은 의사에게 상담해야 한다.

3.
생체 리듬을
깨뜨리는
'아침밥 시차증'이란?

초·중학생을 대상으로 아침밥과 학업의 관계를 조사한 내용을 보면, '매일 아침을 먹는다' '아침을 먹는 편이다' '아침을 거의 먹지 않는다' '아침을 전혀 먹지 않는다' 순서로 학력 테스트 정답률이 낮았다. 아침 결식으로 생기는 '아침밥 시차증'이 학업 성적에 영향을 준 것이다.

생체시계의 교란으로 발생하는
시차증

시차증이라고 하면 보통 '5~6시간 이상의 시차가 나는 지역으로 이동했을 때 일어난다'고 알고 있다. 비행기로 아시아에서 미국이나 유럽으로 장거리 여행을 갔을 때 밝은 대낮인데도 머리가 멍하고 피로가 가시지 않는 증상을 경험한 사람이 많을 것이다.

이처럼 신체가 시차에 적응하지 못해 일어나는 시차증은 생체시계의 리듬이 깨진 것이 원인이다. 비행기를 이용해 시차가 있는 지역으로 고속 이동하면 생체시계는 밤이라 수면 모드에 들어갔는데, 현지는 낮이어서 활동해야 하는 상황이 발생한다. 졸음과 피로감은 물론, 두통이나 현기증, 식욕부진, 변비도 생긴다.

시차증이 생체시계의 교란으로 발생하듯이 일상생활에서도 생체시계의 리듬이 깨지면 시차증이 일어난다. 밤을 새거나 휴일에 늦잠을 자면, 수면 시간이 충분해도 장거리 해외여행 때의 시차증처럼 신체에 컨디션 난조가 일어난다.

어긋난 생체시계의 리듬은 아침에 '햇볕'을 쬐고 '아침밥'을 먹는 것으로 조절할 수 있다. 햇볕은 실내의 커튼을 활짝 열거나 집 밖으로 나가면 쉽게 해결할 수 있다. 그러나 아침밥은 먹을 시간이 없는 경우도 있다. 아침식사를 하지 않으면 생체시계는 어떻게 될까. 실험 결과를 소개한다.

아침을 거르면 생체시계가
초기화되지 않는다

이 실험은 오전 7시에 불을 켜고 오후 11시에 불을 끄는 실내에서 이루어졌다. 그 환경에서 오전 7시, 정오, 오후 5시에 식사를 한 다음, 수면에 관계하는 혈중 멜라토닌 농도와 체내 조직의 피하지방에서 생체시계 작동에 대한 데이터를 수집했다.

그 후 조명 환경은 바꾸지 않고 식사 시간만 정오, 오후 5시, 오후 10시로 늦췄을 때의 데이터를 수집했다. 그 결과, 생체시계 가운데 주시계의 변화는 볼 수 없었지만, 부시계는 1~1.5시간 정도 차이가 발생했다. 아침식사 시간이 늦어져 생체시계의 초기화가 이루어지지 않았기 때문이다.

식사 시간을 5시간 늦춘 것을 고려하면 1~1.5시간의 차이는 크지 않다고 생각할 수도 있다. 그러나 주시계와 부시계의 리듬이 깨진 것은 확실하다. 그 결과, 머리가 멍하고 몸이 무거워 움직이고 싶지 않은 증상이 나타난다.

여기서 떠올려야 할 것이 하나 있다. 생체시계의 주기는 24시간보다 길기 때문에 하루 30분이라도 생체시계를 앞당겨야 한다는 점이다. 그런데 아침식사를 거르는 것으로 1~1.5시간이나 늦춰지므로 아침식사는 반드시 해야 한다.

한마디로 아침밥을 거르면 신체 리듬의 부조화 상태, 즉 시간영양학에서 말하는 '아침밥 시차증'이 발생한다.

아침밥 시차증은
어떤 문제를 일으킬까?

직장인의 경우는 아침부터 중요한 회의나 상담이 있는 날도 있다. 아침밥 시차증으로 머리와 몸이 무거운 상태로는 좋은 성과를 발휘할 수 없다. 또 이전부터 '아침밥을 거르는 아이는 1교시 때 수업에 집중하지 못하고 멍하니 있는 경우가 많다'는 문제가 지적된 적이 있다. 수업에 집중하지 못하면 당연히 성적도 오르지 않는다.

실제로 초·중학생을 대상으로 아침밥과 학업의 관계를 조사한 자료가 있다. 내용을 보면, '매일 아침을 먹는다' '아침을 먹는 편이다' '아침을 거의 먹지 않는다' '아침을 전혀 먹지 않는다' 순서로 학력 테스트 정답률이 낮았다. 즉, 성적이 좋지 않았다. 아침 결식으로 생기는 '아침밥 시차증'이 학업 성적에 영향을 준 것이라고 볼 수 있다.

또 아침을 먹지 않는 대학생에게서 우울 상태가 많이 나타났고, 그 후 사회에 나갔을 때 연봉에도 차이가 났다. 해외여행으로 인한 시차증은 일시적이지만, 아침밥 시차증을 방치하면 긴 인생에 걸쳐 영향을 미친다. 이 책을 읽는 독자가 자녀의 장래를 생각하는 부모라면 아침밥은 거르지 않고 챙겨 먹이는 것이 바람직하다.

식사를 해도
아침밥 시차증이 생긴다?

그럼, 일단 뭐라도 입에 넣으면 아침을 먹은 것이 되니까 아침밥 시차증을 막을 수 있을까? 20~50대 남녀 1,200명을 대상으로 한 조사 결과로 살펴보자.

조사는 4가지로 분류한 식사 내용 가운데 아침에 먹을 것을 선택하고, 식사 후 나타나기 쉬운 증상에 답하는 형식으로 이루어졌다.

식사는 '곡류·지방' '우유·유제품·달걀' '채소·과일·감자/고구마' '어패류·고기·콩 제품' 4가지 종류로 나누고, 각 종류에 해당하는 음식을 먹은 경우 한 분류당 1점으로 계산했다. 4가지 전부 섭취하면 4점, '곡물·지방'과 '채소·과일·감자/고구마'만 섭취하면 2점, 아무것도 먹지 않으면 0점을 부여한다.

조사 결과, 모든 종류를 골고루 먹어 4점을 받은 사람의 경우 불쾌한 증상이 가장 적었고, 편식하는 사람일수록 불쾌한 증상이 쉽게 나타났다. 그리고 아침밥을 거르는 0점의 경우는 '몸이 무겁다' '잠을 자도 졸리다' '쉽게 잠이 깨지 않는다' '출근하기 또는 등교하기 싫다' '속이 더부룩하다' '위가 아프다' '복부 팽만감을 느낀다' 등의 모든 증상에서 가장 높은 비율로 불편함을 호소했다.

이 조사 결과로 아침을 먹지 않는 것이 '아침밥 시차증'을 일으키며 아침을 먹더라도 식사 내용이 중요하다는 것을 알 수 있다.

【아침밥 시차증이란?】

아침밥을 거르면…

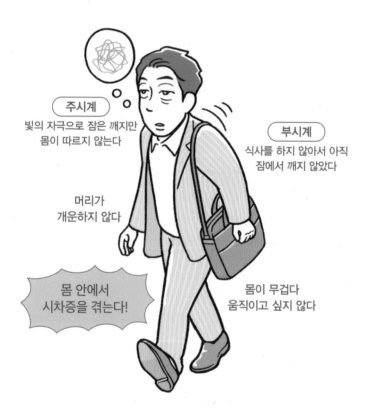

주시계
빛의 자극으로 잠은 깨지만
몸이 따르지 않는다

부시계
식사를 하지 않아서 아직
잠에서 깨지 않았다

머리가
개운하지 않다

몸 안에서
시차증을 겪는다!

몸이 무겁다
움직이고 싶지 않다

**아침을 먹지 않는
20~50대**

잠을 자도 피곤하다
속이 더부룩하다
복부 팽만감을 느낀다

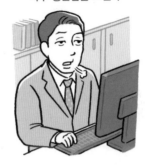

**아침을 먹지 않는
대학생**

우울 상태인 사람이 많다

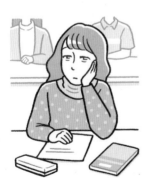

**아침을 먹지 않는
초·중학생**

집중하지 못해
성적에 영향을 준다

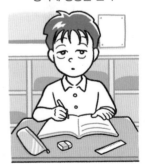

4.
하루 세 끼 칼로리의 황금비율은?

하루 세 끼 식사는 하루 한 끼, 또는 하루 두 끼 식사에 비해 혈당이 급상승하지 않는다는 점에서 가장 효과적이다. 아침을 먹으면 점심식사나 저녁식사 후의 혈당 상승을 막는다고 알려졌고, 하루 세 끼라면 불필요한 공복 상태는 생기지 않는다. 그만큼 혈당 수치가 안정되는 것이다. 혈당이 신경 쓰이는 사람에게는 좋은 일이다.

왜 식사의 기본은
하루 세 끼일까

아침식사를 하면 생체시계의 리듬 조절, 혈당 조절, 수면 중의 지방 연소 등 건강에 좋은 여러 가지 효과를 얻을 수 있다.

그렇다고 아침을 먹으면 나머지 두 끼는 거르거나 적당히 때워도 될까. 뱃살을 줄이려면 식사량 조절이 필요하다고 생각할 텐데, 대답은 '아니오'다. 가장 바람직한 식사 횟수는 하루 세 끼, 다음이 두 끼다. 하루 한 끼는 대사증후군 관점에서도 좋지 않다는 것이 연구를 통해 확인되었고, 당연히 시간영양학의 측면에서도 추천하지 않는다. 물론 식사 횟수가 많다고 좋은 것은 아니다.

식사 횟수와 신체의 관계에 대해 간단히 알아보자.

먼저, 하루 한 끼만 섭취하는 경우다. 일단 아침식사로 하루 치 에너지를 공급하고 다음 식사는 다음 날 아침에 하게 된다. 이렇게 약 24시간 공복 상태가 생기면 몸은 굶주림의 위기를 느껴서 효율적으로 에너지를 취하면서도 여분의 에너지는 저장하려고 한다. 따라서 한 끼만 먹으면 다이어트로 뱃살이 빠지기는커녕 오히려 찔 수 있다.

또 혈당 수치 변동에도 주의가 필요하다. 공복 중에는 혈당이 내려가는데, 오랜 공복 이후 식사를 하면 혈당이 급상승할 우려가 있다. 혈액 중의 포도당이 지나치게 증가하면 간에 전부 흡수되지 못하고 나머지는 체내에 지방으로 축적된다.

또 하나 무서운 것이 혈당 스파이크다. 혈당 스파이크란 급격히 상승한 혈당을 내리기 위해 많은 양의 인슐린이 분비되어 혈당이 급강하하는 상태를 말한다. 이런 상태에 대처하지 않으면 당뇨병을 비롯한 당대사 이상, 동맥경화 등의 혈관 장애가 생기기 쉽다.

반대로, 식사 횟수가 한 번이기 때문에 하루의 에너지가 충분히 공급되지 못할 수 있다. 이 경우는 체력은 물론, 기력 부족 등의 컨디션 난조로 이어질 수 있다.

다음, 하루 두 끼로 하루의 에너지를 공급할 경우는 어떨까. 아침을 거르고 점심과 저녁을 먹는 유형은 '공복 후에는 아침 시간대에 식사하는 것이 좋다'는 지금까지의 설명에서 벗어나므로 일단 논외로 하자.

그러면 '아침과 점심' 혹은 '아침과 저녁'이 될 텐데 전자는 점심식사 후 다음 날 아침까지 공복 상태가 되고 가령 모임이나 회식이 있으면 저녁에도 음식을 먹을 수 있다. 그럼 후자인 '아침과 저녁' 두 끼는 어떨까. 이 경우 아침을 먹은 후의 공복 시간은 확실히 길어진다. 그러나 저녁식사 후의 혈당이 급상승할 위험이 있다.

하루 세 끼 식사는 하루 한 끼, 또는 하루 두 끼 식사에 비해 혈당이 급상승하지 않는다는 점에서 가장 효과적이다. 아침을 먹으면 점심식사 후나 저녁식사 후의 혈당 상승을 막는다고 알려졌고, 하루 세 끼라면 불필요한 공복 상태는 생기지 않는다. 그만큼 혈당 수치가 안정되는 것이므로 혈당이 신경 쓰이는 사람에게는 좋은 일이다.

단, 저녁에 과식하면 에너지 과다가 되므로 주의해야 한다. 그러면 하루 치 에너지를 세 끼 식사로 공급할 경우 각 끼니의 비율은 어떻게 맞추는 것이 좋을까.

이상적인 비율은
아침3 : 점심3.5 : 저녁3.5

우선, 아침과 저녁의 섭취 칼로리를 달리해서 세 끼를 먹는 비만자의 조사연구를 살펴보자.

구체적으로는 아침 : 점심 : 저녁의 섭취 칼로리를 700:500:200로 설정한 그룹과 200:500:700로 설정한 그룹으로 나누어 조사했다. 그 결과, 아침 섭취 칼로리를 높게 한 그룹에서 체중과 허리둘레가 감소했다.

이와는 별개로, 20대에서 50대까지 나잇대에 따라 네 그룹으로 나눈 남녀 각각 150명씩 총 1,200명을 대상으로 하루 식사량 비율을 설문한 인터넷 조사연구가 있다. 하루 식사를 10으로 했을 때 아침 : 점심 : 저녁의 비율을 조사하니, 평균적으로 2:2.5:4.5라는 결과가 나왔다.

일본 후생노동성이 발행한 2019년《국민건강·영양 조사보고》에서도 아침 : 점심 : 저녁의 에너지 비율(%)은 24:32:44였다. 앞의 인터넷 조사연구와 같은 경향을 볼 수 있다. 비만인 사람은 아침식사의 비율이 낮고 저녁이 높다는 것도 조사를 통해 알 수 있었다.

또 비만의 역학조사에서는 에너지(칼로리)량이 많은 저녁 식사가 비만으로 이어진다는 것이 확인되었다. 저녁식사 비중이 큰 경우는 살이 찌기 쉽다. 이런 상황을 고려하면, 시간영양학 관점에서는 저녁식사의 비율을 줄여서 세 끼 비율을 균등하게 하는 것이 바람직하다고 할 수 있다. 가령 저녁의 4.5에서 '1'을 아침으로 돌려 아침:점심:저녁의 비율을 3:3.5:3.5로 하면 거의 균등해진다.

아침식사의 비율이 낮은 사람 중에는 토스트, 빵만 먹거나 주스만 마시는 것으로 아침을 때우는 경우가 많은데 이것도 영양 불균형으로 이어진다. 이때 저녁식사의 단백질 반찬 하나를 아침으로 돌리면 세 끼의 비율이 변화하고 영양적으로도 균형을 이루게 된다.

나이가 들수록 근육량은 감소하고 기초대사량이 낮아진다. 운동량도 줄어 예전과 똑같이 먹으면 비만으로 이어질 위험이 높다. '비만→운동 부족'의 악순환에 빠지면 건강을 해칠 수 있다.

비록 식습관을 갑자기 바꾸기가 어렵고 식사의 비율을 큰 폭으로 바꾸는 것도 쉽지 않겠지만, 위에서 제시한 정도라면 실현 가능성이 있지 않을까.

증상별
약 복용법 ②

알레르기

꽃가루 알레르기, 아토피성 피부염, 천식, 음식 알레르기 등 비교적 익숙한 알레르기 반응은 우리 몸에서 어떻게 일어날까.

꽃가루라는 알레르기 유발 항원인 알레르겐이 몸 안에 들어오면 IgE(면역글로불린E) 항체가 대량으로 만들어지고, 이후 다시 알레르겐이 들어오면 IgE 항체가 반응해 알레르기 반응에 관여하는 세포인 마스트 세포(Mast cell)에서 히스타민과 같은 화학전달물질이 방출되어 증상이 나타난다.

IgE 자극에 대한 마스트 세포의 히스타민 분비는 낮보다 밤이 강하다. 삼나무 꽃가루 알레르기 등에서 볼 수 있는 모닝어택(Morning attack) 증상, 즉 기상 직후인 아침에 심한 재채기와 콧물 증상이 나타나는 이유도 그 때문이다.

삼나무 꽃가루 알레르기를 앓는 사람을 대상으로 이루어진 조사에서는 같은 조건에서 오전 7시와 오후 7시에 혈액을 채취해 확인한 결과, 오전 7시의 혈액에서 호염기구(好塩基球)가 활성화하는 것을 볼 수 있었다. 아침에 알레르기 반응이 정점에 이르는 것이다. 여기서 호염기구란 면역 감시를 담당하는 백혈구의 하나로, 알레르기 반응을 일으키는 면역계의 세포다. 따라서 시간약리학적으로 알레르기 약은 저녁식사 후에 혹은 자기 전에 섭취하는 형태가 많다.

소화성 궤양

위산으로 점막에 상처가 생겨 일어나는 소화성 궤양 약을 복용할 때는 위산 분비의 체내 리듬을 생각할 필요가 있다. 위산은 낮보다 밤에 많이 분비된다. 그래서 위산 분비를 억제하는 H_2 길항제는 하루 1회 복용할 경우, 야간에 '효과가 나타나도록' 취침 전 복용을 권한다.

5.
혈당 조절을 위한
최적의
식사 타이밍은?

건강을 위해서라면 당질의 과잉 섭취로 혈당이 급상승하는 것에 주의해야 한다. 단, '아침식사'는 혈당을 올리기 쉬운 음식으로 섭취하기를 권한다. 이유는 생체시계를 움직여야 하기 때문이다. 췌장에서 분비되는 인슐린의 양이 증가하면 간에 있는 부시계가 작동한다. 인슐린이 분비되려면 식사로 혈당을 늘릴 필요가 있다.

식사 후 혈당이 상승하는 속도를 나타내는
혈당 지수

　나이가 들면 췌장의 인슐린 분비량이 감소한다. 또 운동량 저하로 근육도 줄고 근육의 포도당 소비량도 줄어든다. 그 결과 혈당이 상승하는데 혈당이 높으면 당뇨병과 심근경색 등에 걸릴 확률이 높다.

　혈당을 신경 쓰는 사람이라면 GI라는 말을 들어봤을 것이다. '저(低)GI' '고(高)GI'라는 표현도 있는데, GI란 '혈당지수'(Glycemic Index)의 약자로, 식사 후 혈당이 상승하는 속도를 나타내는 지표로 활용된다.

　말하자면 식품마다 포함된 영양소가 다르고 당질(탄수화물)의 양도 다르다. 또 당질만으로 범위를 좁히면 소장에서 소화되어 혈액 중에 흡수되는 속도가 빠른 것도 있고

느린 것도 있다.

GI가 나타내는 것은 바로 음식을 섭취한 후 2시간 동안 탄수화물(포도당)이 혈액에 흡수되는 속도다.

GI는 흡수되는 속도가 가장 빠른 '포도당 수치'를 GI 100으로 하여 산출한다. 즉, 100에 가까울수록 혈당 수치의 상승 속도가 빠른 것이다.

구체적으로는 GI 수치가 70 이상이면 고 혈당지수, 55에서 69 사이면 중 혈당지수, 55 이하면 저 혈당지수로 나뉜다. 이것을 기준으로 고·중·저 각 혈당지수 그룹에 따라 섭취 가능한 식품을 분류할 수 있다. 이 개념을 시간 영양학에 응용해보자.

아침에는 혈당이
오르기 쉬운 식품을 먹는다

아침식사는 하루를 시작하면서 영양을 공급하고 생체시계를 초기화하여 작동시키는 중요한 역할을 한다. 그 역할을 위해 고려해야 할 것이 먹는 시간대와 종류다. 아침을 먹는 시간대는 일반적으로 오전 9시까지는 식사를 마쳐야 한다. 그보다 늦어질수록 생체시계를 움직이는 효과가 약해지기 때문이다.

그럼 어떤 음식을 먹는 것이 좋을까. 물론 양의 균형과 영양소의 조합이 중요한데, 혈당이라는 관점에서 말하면, 아침은 '혈당을 올리기 쉬운 음식'을 먹는 것이 좋다.

일반적으로 혈당을 올리는 식사는 비만과 대사증후군 예방 관점에서 '좋지 않다'고 알려져 있다. 그래서 이렇게 말하면 놀라는 사람도 있을 것이다.

물론, 건강을 위해서라면 당질의 과잉 섭취로 혈당이 급상승하는 것에 주의해야 한다. 그런 점을 전제로 한다고 해도 '아침식사'만큼은 혈당을 올리기 쉬운 음식을 섭취하기를 권한다. 이유는 생체시계를 움직여야 하기 때문이다.

췌장에서 분비되는 인슐린의 양이 증가하면 간에 있는 부시계가 작동한다. 인슐린이 분비되려면 식사로 혈당을 늘릴 필요가 있다. 그렇게 해야 하는 이유로 점심식사와 저녁식사에 비해 아침식사가 인슐린 효과를 높인다는 점도 간과할 수 없다.

GI가 높은 음식
GI가 낮은 음식

GI가 높은 식품과 낮은 식품에는 어떤 것이 있을까.

먼저, 주식인 백미, 빵, 국수다. 여기서 주목해야 할 것은 '밥'이 아니라 '백미'라는 점이다. 백미는 현미에서 껍질(겨)과 배아를 분리한 것인데, 백미는 GI가 높은 식품인 반면, 현미는 GI가 낮은 식품으로 분류된다.

빵과 국수도 마찬가지다. 정제된 밀가루가 원료인 것은 GI가 높은 식품, 통밀가루로 만든 빵 등 정제하지 않은 밀로 만들면 GI가 낮은 식품으로 분류된다. 떡, 당근, 옥수수, 감자, 잼, 전병, 팥소, 쿠키, 초콜릿 등은 GI가 높은 식품이다. 아침식사 메뉴를 생각할 때 참고하자.

저녁에는 혈당이
쉽게 오르지 않는 식품을 먹는다

섭취량이 늘기 쉬운 저녁식사는 아침식사와 반대로 혈

당이 쉽게 오르지 않는 식품을 섭취해야 한다. 저녁의 고혈당은 비만과 대사증후군의 원인이 된다. 그래서 아침에 백미, 저녁에 현미를 섭취하는 것은 바람직한 식습관이다.

GI가 낮은 그룹에 포함되는 주요 식품은, 주식으로는 현미, 통밀빵, 호밀빵, 메밀국수다. 그 외에 잎채소, 버섯, 해조류, 요구르트, 우유 등을 들 수 있다.

참고로, GI가 중간으로 분류되는 식품으로는 파스타, 고구마, 바나나, 파인애플, 어류, 육류 등이 있다.

6.
토마토는
언제 먹어야
가장 효과적일까?

라이코펜은 식용 작물 중 토마토에 가장 많이 들어 있다. 라이코펜의 특성은 높은 항산화 작용이다. 몸이 녹슬지 않게 하고 노화에 관여하는 활성산소를 제거하며 혈관의 탄력을 유지한다. 탄력 있는 혈관은 동맥경화를 비롯한 혈관계 질병에 걸릴 위험을 낮춘다.

대표적인 건강 채소에는
3가지 권장 성분이 들어 있다

건강 채소 하면 토마토를 떠올리는 사람이 많다. 확실히 빨갛게 익은 토마토는 건강에 좋아 보인다. 시간영양학의 관점에서 토마토의 효능에 대해 살펴보자.

실제로 토마토는 고혈압과 동맥경화에 효과가 있는데, 여기서는 토마토에 함유된 칼륨·라이코펜·가바(GABA)에 초점을 맞춰보자.

먼저, 칼륨은 채소 전반에 많이 함유되어 있는 성분으로, 토마토에도 풍부하게 들어 있다. 칼륨은 체내의 불필요한 염분, 즉 나트륨을 배출하는 작용을 한다. 혈중 나트륨 농도가 높아지면 삼투압 현상으로 세포에서 수분이 혈관으로 빠져나와 혈액의 양이 증가해 혈압이 높아진다.

나이가 들면 고혈압 치료를 하는 사람이 많은데, 고혈압에 대처할 수 있는 것이 칼륨이다.

두 번째로 라이코펜은 붉은 색소 성분이다. 수박과 당근에도 들어 있지만, 식용 작물 중 토마토에 가장 많이 들어 있어 토마토가 라이코펜의 대명사로 불리기도 한다. 라이코펜의 특성은 높은 항산화 작용이다. 몸이 녹슬지 않게 하고 노화에 관여하는 활성산소를 제거하며 혈관의 탄력을 유지한다. 탄력 있는 혈관은 동맥경화를 비롯한 혈관계 질병에 걸릴 위험을 낮춘다.

마지막으로 신경전달물질 가바다. 가바는 교감신경을 안정시키는 항(抗)스트레스 작용을 한다. 예를 들면, 불안과 두려움 등의 진정, 수면 개선, 고혈압·비만 예방, 염증 감소 등이다.

칼륨과 라이코펜은
아침과 점심에 섭취하는 것이 좋다

시간영양학적 관점에서 봤을 때, 칼륨과 라이코펜의 성

분은 어느 시간대에 섭취하는 것이 효과적일까. 칼륨의 경우는 아침과 점심에 섭취하면 혈압을 낮추는 효과가 있다. 저녁에 비해 점심에는 덮밥이나 면류 같은 단품 메뉴를 선택하는 경우가 많아 반찬을 그다지 먹지 않기 때문에 채소(칼륨)가 부족해지기 쉽다. 따라서 점심식사 때도 칼륨 섭취에 신경쓰도록 하자.

그렇다면 라이코펜은 어떨까. 사람과 생쥐를 대상으로 이루어진 실험에서는 하루 활동기의 이른 시간대, 사람으로 말하면 '아침'에 가장 흡수율이 높았다.

단, 라이코펜의 항산화 작용이 먹는 시간대에 따라 어떻게 변화하는지에 대해서는 아직 조사되어 있지 않다. 이 부분이 밝혀지면 더욱 효과적인 섭취 방식을 제안할 수 있을 것이다.

아침에 라이코펜을 섭취해두면 활성산소가 증가하는 시간대에 활성산소를 억제하는 작용을 할 수도 있다. 하루를 시작한 뒤 점차 호흡이 활발해지고 자외선에 노출되는 시간이 늘어남에 따라 우리 몸의 활성산소가 증가하기 때문이다.

라이코펜 항산화 작용의 효과적인 시간대가 밝혀지진

시간에 따라 효과적인
【토마토의 다양한 영양성분】

아침 (라이코펜)

심혈관계 질병의
위험을 낮춘다

점심 (칼륨)

염분을 배출해
혈압을 낮춘다

저녁 (가바)

혈압을 낮춘다
수면의 질을 개선한다

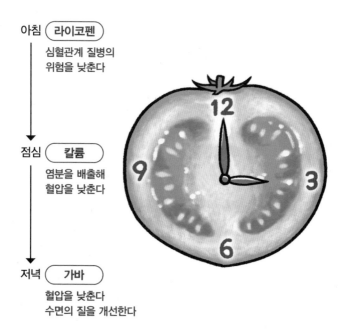

않았지만 그렇다고 아침에 먹어서 효과가 없는 것은 아니므로 항산화를 기대하는 사람은 아침과 점심 메뉴에 방울토마토나 토마토주스를 곁들여보자. 참고로, 토마토는 가열하거나 기름과 함께 섭취하면 라이코펜의 흡수율이 높아진다.

마지막으로 가바를 알아보자. 고혈압인 사람은 일반적으로 저녁에 혈압이 상승한다. 또 스트레스를 받으면 잠들기 어려울 때도 있다. 가바에는 혈압을 낮추고 수면의 질을 개선하는 효과가 있으므로 저녁식사 때 토마토를 섭취하면 개선될 가능성이 있다.

토마토에는 감칠맛 성분인 글루탐산도 들어 있다. 된장국이나 수프에 넣어 따뜻하게 먹으면 라이코펜의 흡수 효과도 높아지고 감칠맛도 더해져 일석이조다.

토마토를 지방과 함께 섭취하려면 달걀이나 고기와 볶는 조리방법을 권한다. 토마토주스에 올리브오일, 아마인유(아마씨유), 들기름을 소량 첨가해도 좋다.

아마인유와 들기름은 가열하지 않고 생으로 먹는 기름으로, 몸에 좋은 오메가-3 지방산이 풍부하다. 상황에 따라 여러 형태로 아침·점심·저녁에 토마토를 곁들여보자.

7.
식사가
수면을
좌우한다?

아침에 트립토판이 많이 함유된 식품을 섭취하고 낮 동
안 햇볕을 쬐면 밤에 멜라토닌 분비가 증가한다는 보고
가 있다. 얕은 잠을 자고 숙면을 취하지 못하는 사람은
아침에 트립토판이 많이 들어 있는 식품을 섭취하면 수
면의 질을 높일 수 있다.

밤에 잠이 오는 이유는
멜라토닌 때문

인간은 야행성이 아니니까 '밤이 되면 저절로 잠이 오게 되어 있다'고 생각하고 있지는 않은가? 그렇다면 아침을 먹고 안 먹고에 따라 수면의 질이 좌우된다고 하면 "설마, 그건 아니지?"라고 묻고 싶어질지도 모른다.

그런데 실제로 아침식사는 밤의 수면에도 영향을 준다. 왜 밤이 되면 잠이 오는지 알아보면서 아침식사와의 관계를 생각해보자.

수면에는 '멜라토닌'이라는 호르몬이 관여한다. 멜라토닌은 생체시계를 조절하는 호르몬으로도 알려졌는데, 빛의 명암에 영향을 받는 것이 특징이다.

구체적으로 <mark>멜라토닌은 어두운 밤이 되어 분비량이 증</mark>

가하면 졸음을 유발해 수면을 유도하고, 반대로 낮 동안
에는 분비량이 감소해 몸을 각성시킨다.

이것은 혈중 멜라토닌 농도로도 확인되었는데, 아침부
터 저녁까지는 낮은 상태였던 멜라토닌 농도가 밤이 되면
10배 이상까지 높아진다. 이처럼 사람에게는 밤이 되면
저절로 잠이 오는 구조가 갖춰져 있다.

멜라토닌의 생산량이 평생 일정한 것은 아니다. 15세
때 정점을 이루다가 나이가 들수록 감소해서 50~60대가
되면 15세 때의 절반으로 줄어든다.

그러나 멜라토닌의 생산량 감소는 아침을 먹는 것으로
대처할 수 있다. 이것이 멜라토닌 생산이 감소한 고령자
일수록 수면의 질을 높이기 위해서라도 아침식사에 주목
해야 하는 이유다.

**멜라토닌이 들어간 식품을
아침에 먹으면?**

멜라토닌 생산에 관여하는 것이 신경전달물질이자 '행

복 호르몬'으로 알려진 세로토닌이다. 그리고 세로토닌을 합성하려면 필수아미노산 트립토판이 필요하다. 필수아미노산이란 체내에서 합성되지 않거나 합성되더라도 그 양이 매우 적어서 식품으로 섭취해야 하는 아미노산을 말한다.

단백질은 다수의 아미노산으로 구성된 영양소이기 때문에 그런 점에서도 필수아미노산은 우리 몸에 반드시 필요하다. 그중에서도 트립토판은 멜라토닌 생성에 관계하는 세로토닌 합성에 도움을 주므로 수면에 중요한 영양소라고 할 수 있다.

'밤에 잠이 안 오면 따뜻한 우유를 마시면 좋다'는 말을 들어본 적이 있을 것이다. 우유에는 트립토판이 들어 있어서 세로토닌으로부터 멜라토닌이 합성되는 것을 기대할 수도 있지만, 합성에 필요한 시간을 생각하면 자기 전에 마신다고 즉각 효과가 있을지는 의문이다.

단, 아침에 트립토판이 많이 함유된 식품을 섭취하고 낮 동안 햇볕을 쬐면 밤에 멜라토닌 분비가 증가한다는 보고가 있다. 그렇다면 아침식사가 밤의 수면에도 영향을 주는 셈이 된다.

【멜라토닌의 양은 시간에 따라 변한다】

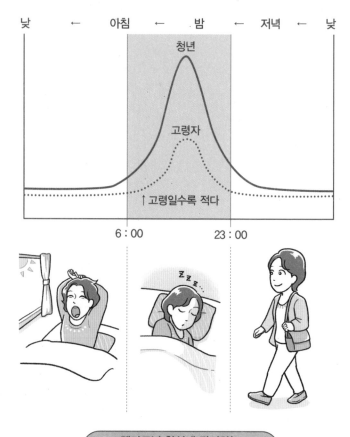

낮 ← 아침 ← 밤 ← 저녁 ← 낮

청년

고령자

↑ 고령일수록 적다

6：00　　　23：00

멜라토닌 합성에 관여하는
트립토판이 많이 들어 있는 식품

낫토, 두부… 콩 제품
우유, 요구르트, 치즈… 유제품
그 외 달걀, 바나나 등

밤에 얕은 잠을 자고 숙면을 취하지 못하는 사람은 아침에 트립토판이 많이 들어 있는 식품을 섭취하면 수면의 질을 높일 수 있다.

트립토판이 많이 들어 있는 식품으로는 바나나, 달걀, 낫토와 두부, 우유·요구르트·치즈 등의 유제품을 들 수 있다. 이것은 아침에 먹기 쉬운 식품들이다.

8.
유유 마시기에
좋은 시간은
따로 있다

칼슘을 섭취해 뼈를 강화하고 싶다면 우유는 저녁 시간 대에 마시는 것이 좋다. 수면 중의 뼈 형성에 작용하고, 칼슘 흡수율도 높아지기 때문이다. 생쥐 실험에서도 칼 슘 흡수의 경우 아침보다 저녁에 효과가 있었다.

우유의
놀라운 영양성분

아침에 우유를 마시는 것의 중요성에 대해서는 앞에서 설명한 대로다. 특히 아침 일찍 일어나는 경향이 있는 고령자에게는 수면 시간을 조절하고 노쇠를 예방하는 이점이 있다.

노쇠란 나이가 들면서 근력과 심신의 활력이 떨어져 딱히 병에 걸린 것은 아니지만 신체 내외부의 스트레스와 변화에 취약해진 상태를 말한다.

노쇠는 나이 들면서 겪게 되는 신체의 정상적 기능 저하인 노화와 달리 정도에 따라서는 돌봄을 받아야 할 수도 있다.

누구나 가능한 한 그런 상황은 피하고 자력으로 건강하

게 살고 싶을 것이다. 그렇게 하기 위해서도 꼭 필요한 것이 단백질이다. 그리고 단백질은 아침에 섭취해야 하는 영양소다.

단백질 식품에는 고기, 생선, 콩 제품 등이 있는데 여기서는 우유에 초점을 맞추자.

우유에는 단백질·탄수화물·지방 3대 영양소 외에 칼슘·비타민B군·무기질 등 아침에 섭취하면 좋은 영양성분이 들어 있다. 그것이 우유를 '준(準)완전식품'이라 부르는 이유다.

여기서 인간 생존에 필요한 5대 영양소가 지나치게 많거나 모자람 없이 적정한 비율로 골고루 들어 있어 요리하거나 가공하지 않아도 우리 몸에 필요한 영양소를 섭취할 수 있는 것을 완전식품, 각종 영양소가 골고루 들어 있되 비타민, 미네랄 등이 조금 부족해 모든 영양소가 완벽히 갖춰지지는 못했지만, 완전식품에 가까운 것을 준완전식품이라고 한다.

그런 점에서 볼 때 나이에 상관없이 비교적 완전한 식품인 우유를 적극적으로 섭취할 필요가 있다. 그렇다면 우유를 마시는 시간대는 언제가 좋은지 시간영양학의 관점에서 살펴보자.

질 좋은 수면을 위해서는
아침 우유가 좋다

밤이 되면 우리 몸에서 잠을 유도하는 멜라토닌이 분비된다. 멜라토닌을 만들기 위해서는 세로토닌이 필요한데, 세로토닌 합성에 도움을 주는 것이 필수아미노산의 하나인 트립토판이다. 우유에는 이 트립토판이 풍부하게 들어있다.

단, 트립토판이 세로토닌을 합성하고 세로토닌에서 멜라토닌으로 변화하기까지는 어느 정도 시간이 필요하다. 밤에 우유를 마시고 바로 멜라토닌이 생성되면 좋지만 현재로선 그런 연구 결과는 아직 확인되지 않았다.

반면, 아침에 트립토판이 들어 있는 식품을 섭취한 경우, 밤에 멜라토닌의 분비가 증가했다는 연구 결과는 여럿 발표되었다.

그렇게 생각하면, 우유를 아침에 마시는 것은 질 좋은

수면에 효과적이라고 할 수 있다. 우유에 아침에 섭취하면 좋은 영양소인 단백질·탄수화물·지방도 포함되어 있어 아침식사 메뉴로 이상적이라고 할 수 있다.

우유를 좋아하지 않으면 우유가 원료인 요구르트나 치즈로 대신해도 괜찮다.

뼈를 강화하고 싶다면
저녁 우유도 좋다

아침에 마시는 우유는 질 좋은 수면을 유도한다. 그러나 뼈를 튼튼하게 하는 칼슘을 섭취하려고 우유를 마시는 사람도 있다. 골다공증은 고령자가 주의해야 할 증상 중 하나인데, 그렇다면 뼈를 강화하고 싶은 경우도 아침에 우유를 마셔야 할까.

칼슘을 섭취해 뼈를 강화하고 싶다면 우유는 저녁 시간대에 마시는 것이 좋다. 수면 중의 뼈 형성에 작용하고, 칼슘 흡수율도 높아지기 때문이다.

생쥐 실험에서는 아침보다 저녁에 칼슘 흡수의 효과가

있었다. 또 수용성 식이섬유와 함께 섭취하면 흡수율이 좋아진다는 보고도 있다. 칼슘 흡수를 돕는 비타민D가 강화된 유음료(우유와 유제품에 다른 식품이나 향료, 색소를 첨가해 음료화한 것-옮긴이)도 있으니 저녁에 마신다면 그런 제품도 도움이 된다.

단, 주의해야 할 것은 지방이다. 유지방이 많은 우유는 진하고 고소한 맛이 나서 좋아하는 사람이 많은데, 그렇지 않아도 지방을 많이 섭취하게 되는 저녁식사 때는 주의가 필요하다.

아침이라면 지방이 많아도 크게 걱정되지 않지만, 저녁에 골다공증 대책으로 우유를 마신다면 지방이 적은 저지방 우유를 선택하자.

최근에는 칼슘이 수면의 질을 높인다는 연구 결과도 있다. 아침 우유는 수면에 좋다고 했는데, 저녁에 마시는 우유도 어쩌면 좋은 효과가 있을지 모른다. 앞으로 보고될 연구 결과가 기대된다.

2장

아침식사가
건강을
좌우한다

1.
하루의
시작은
아침식사다

수면 중에는 체내에 축적된 지방이 에너지로 사용된다. 그때 지방을 산화해서 분해하는 '지방산화' 또는 '지방연소' 현상이 일어나는데, 아침식사는 지방산화가 일어나는 데 도움을 준다. 아침을 거르고 저녁과 야식을 먹으면 식사로 섭취한 당질이 에너지로 사용되기 때문에 체내 지방은 거의 분해되지 않는다.

기상 후 한 시간 내에
아침을 먹는다

'시작하며'에서 아침식사를 '블랙퍼스트'라고 부르게 된 유래를 설명했다. 의미 그대로 해석해 긴 공복 후의 식사 타이밍이 반드시 '아침'이어야 하는 것은 아니라고 생각할 수도 있다.

가령 휴일에는 늦잠을 자서 아침 겸 점심으로 브런치를 먹거나 점심이 공복 후 첫 식사가 되기도 한다. '블랙퍼스트'의 논리대로라면 공복 상태만 확보하면 식사 시간은 언제가 되든 상관없는 것이 되어버린다.

그러나 똑같이 공복 후에 하는 식사라도 먹는 시간에 따라 몸에 미치는 영향이 다르다.

예를 들어, 같은 식단으로 아침·점심·저녁을 먹은 경

우, 혈당치는 어떻게 될까. 밤이 가장 높고, 낮에 이어 아침 순서로 낮아진다는 조사 결과가 있다.

공복 시간을 10시간으로 하고, 같은 식단으로 아침과 저녁을 먹은 조사에서도 식후 혈당치는 밤이 높았다. 굳이 말할 필요도 없지만, 혈당이 높으면 여러 가지 건강 리스크가 있다.

몸의 리듬도 살펴보자. 하루의 활동을 시작하는 아침에는 식사로 영양을 섭취해 에너지로 바꿔야 한다. 반면, 휴식을 취하는 밤에는 활동 에너지가 필요 없기 때문에 우리 몸이 식사로 섭취한 영양을 지방으로 축적하려고 한다. 아침과 저녁의 식사 내용은 같은데, 아침에는 에너지로 사용되고 밤에는 지방으로 축적되는 것은 신체적으로 큰 차이다.

이런 점을 보아도 공복 상태를 갖는 것은 생체시계의 리듬을 조정하는 데 매우 중요하며, 공복 후의 식사를 하는 타이밍도 고려하지 않으면 안 된다.

생체시계를 작동시켜 건강을 유지하기 위해서도 공복 후에는 '아침'을 먹어야 한다. 기상 후 한 시간 이내에 식사하는 것이 가장 좋다.

아침식사가 주는
건강 효과

다이어트를 위해 '아침은 거른다'는 이야기를 자주 듣는다. 그러나 생체시계의 리듬을 조절하고 쉽게 살이 찌지 않는 몸을 만들려면 반드시 아침을 먹어야 한다. 아침을 먹으면 건강에 좋은 여러 가지 효과를 얻을 수 있다. 항목으로 나눠 간단히 살펴보자.

• 생체시계 초기화
먼저, 아침 햇볕만으로는 완전히 초기화할 수 없는 전신의 생체시계를 초기화해서 몸을 움직일 준비를 한다.

• 에너지 대사량 증가
높은 열생산도 아침을 먹는 이점으로 들 수 있다. '열생산'이란 말이 익숙하지 않을 텐데, 식사했을 때 에너지가 연소하여 체온이 상승하는 것을 '식사 유발성 열생산'이라고 한다.
인간의 소비 에너지는 운동에 의한 소비가 30%, 호흡

등 생명 유지에 관계하는 기초대사가 60%, 나머지 10%가 '식사 유발성 열생산'이다. 이 열생산은 같은 식단으로 비교했을 경우, 저녁보다 아침이 높다. 즉, 아침을 먹지 않을 때보다 아침을 먹을 때 체온이 상승해서 에너지 소비량이 많아지는 것이다.

• 간 기능 활성화

아침을 먹으면 간의 기능도 활성화된다. 특히 아침식사 전에 공복 상태가 길수록 활발해지는데, 이것은 아침에 한해서다. 같은 조건으로 점심과 저녁을 먹는다고 해도 간 기능 활성화의 효과는 볼 수 없다.

• 혈당 수치 제어

1장에서 같은 식단으로 세 끼를 섭취했을 때의 혈당을 비교한 결과, 인슐린 저항성이 낮은 아침이 가장 수치가 낮았다고 설명했다. 그것이 전부가 아니다. 아침식사 후에는 인슐린이 효과적으로 작용해 혈당이 쉽게 오르지 않을뿐더러 혈당이 오르지 않은 원래의 상태로 돌아가기도 쉽다.

그러나 저녁식사 후에는 인슐린의 효과가 떨어진다. 오

른 혈당이 쉽게 원래의 상태로 돌아오지 않고, 결과적으로 지방으로 축적된다. 장기적으로는 체중 증가, 비만으로 이어지는 것이다.

• 수면 중 지방 연소

수면 중에는 체내에 축적된 지방이 에너지로 사용된다. 그때 지방을 산화해서 분해하는 '지방 산화' 또는 '지방 연소' 현상이 일어나는데, 아침식사는 지방 산화가 일어나는 데 도움을 준다.

아침을 거르고 저녁과 야식을 먹으면 식사로 섭취한 당질이 에너지로 사용되기 때문에 체내 지방은 거의 분해되지 않는다. 이것은 조사 결과로 확인되었다.

• 다음 식사에 영향

식사로 섭취한 식이섬유는 식후 혈당이 오르는 것을 억제하는데, 시간영양학적으로 혈당을 낮추는 효과가 높은 것은 아침에 식이섬유를 섭취했을 때다. 게다가 이 효과는 다음 식사, 즉 점심과 저녁에도 영향을 준다.

점심과 저녁식사 때 식이섬유를 섭취하지 않아도 아침

에 먹은 식이섬유로 다음 식사의 고혈당을 억제하는 효과
가 이어지는 것이다.

• 혈압 저하

일반적으로 혈압은 밤에는 내려가고 아침이 되면 오른
다. 활동에 대비하기 위해서인데, 아침을 먹고 안 먹고에
따라서 혈압에 큰 차이가 생긴다.

사실, 아침을 먹으면 혈압은 내려가는데, 아침을 먹지
않으면 공복 스트레스도 있어서 혈압이 상승하는 경향이
있다. 즉, 아침을 먹지 않는 습관이 있는 사람은 아침에
혈압이 높아지기 쉽다.

고혈압이 원인이 되어 발병하는 뇌졸중 및 뇌출혈과 아
침 결식의 관계를 조사한 결과도 있다. 45~74세 남녀,
약 8만 명을 13년간 추적 조사했더니, 일상적으로 아침
을 먹는 사람에 비해 그렇지 않은 사람의 경우 뇌졸중은
18%, 뇌출혈은 36%나 발병 가능성이 높았다.

이렇듯 아침식사를 하면 점심식사나 저녁식사에는 없는
여러 가지 효과를 얻을 수 있다. 비만과 질병을 예방할 수
있다는 점은 고령자에게는 기쁜 소식이다.

간식은 건강에 좋을까?

비만 하면 떠오르는 것이 간식이다. 간식도 신경 써야 하는데 여기서 한 가지 조사를 소개한다.

점심식사와 늦은 저녁식사 사이에 간식을 먹으면 어떻게 되는지 간식의 효과를 알아보기 위한 조사다. 여러 방법으로 실험해 데이터를 수집한 결과, 오후 4시쯤 간식을 먹으면 저녁식사 후의 혈당 상승이 억제되었다.

특히, 저녁식사 후 고혈당이 되기 쉬운 사람일수록 효과가 컸다. 또 식이섬유가 들어 있는 간식을 섭취하는 것이 좋다. 저녁식사 후의 고혈당을 억제하는 효과가 크다.

그리고 간식을 먹으면 비만을 부르는 공복 스트레스를 피할 수 있다.

이처럼 저녁식사 후의 혈당 조절과 공복감 해결에도 좋은 효과가 있으니 하루 식단표에 간식도 포함시키자.

【식이섬유가 많은 간식의 종류】

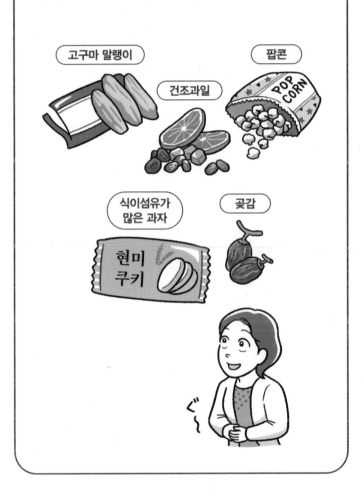

2.
식이섬유는
왜 아침에
먹는 것이 좋을까?

식사는 영양소의 균형도 중요하다. 점심과 저녁에도 의식적으로 식이섬유를 섭취하자. 특히, 식사량이 많아지는 저녁에 식이섬유를 섭취하는 것은 혈당 상승을 억제하는 면에서도 중요하다. 단, 골든타임인 아침에는 식이섬유를 꼭 챙겨 먹는 것이 좋다.

식이섬유는
다이어트에 효과적

혈당 조절은 당뇨 예방과 치료뿐 아니라 건강하게 생활하기 위해서도 중요하다. 그렇기는 하지만 스스로 의사가 되어 혈당을 조절할 수는 없다. 기본적으로는 음식을 먹는 시간과 식사 내용으로 조절하게 된다.

혈당 조절에 효과적인 영양소 중 하나가 식이섬유다. 식이섬유는 다이어트와 장 건강 유지에도 효과가 있다. 여기서 주목해야 할 것이 있다. 생쥐 실험에서 식이섬유의 효과가 아침과 저녁에 차이를 보인다는 결과가 나왔는데 어떤 차이인지 간단히 알아보자.

식이섬유에는 물에 녹는 수용성과 물에 녹지 않는 불용성이 있다. 이 가운데 혈당을 완만하게 올리고 장내 좋은 균을 활성화시키는 것은 수용성 식이섬유다. 수용성 식이섬유에는 여분의 콜레스테롤을 감싸서 체외로 배출해 혈중 콜레스테롤 수치를 낮추고, 나트륨을 배출해 고혈압을 예방하는 효과가 있다. 또 장내 좋은 균의 먹이가 된다.

반면에 불용성 식이섬유는 주로 변의 양을 늘려주는 작용을 한다. 또 몸에 유해한 물질을 흡착해 변과 함께 체외로 배출한다. 수용성과 마찬가지로 장내 균의 좋은 먹이가 되기도 한다.

이런 점을 염두에 두고 먼저 수용성 식이섬유의 다이어트 효과에 대해 살펴보자. 생쥐를 대상으로 이루어진 수용성 식이섬유 이눌린(inulin)에 관한 실험이다. 이 실험에서는 1~5%의 이눌린이 포함된 고지방식을 생쥐에게 주었다. 그때 아침에 주는 그룹과 저녁에 주는 그룹으로 나누어 2주 동안 장의 내용물을 조사했다.

그 결과, 아침에 먹은 그룹은 저녁에 먹은 그룹에 비해 '단쇄지방산'(單鎖脂肪酸)의 생산량이 많았다. 단쇄지방산이란 식이섬유, 그중에서도 수용성 식이섬유가 장에서 분해될 때 만들어지는 성분이다.

이 성분에는 장의 에너지로 사용되는 장내 플로라(장내

세균총)를 정비하고, 지방세포에 지방이 축적되는 것을 억제하며, 에너지 소비를 늘리고, 면역계를 활성화하는 작용이 있다. 전부 다이어트와 건강 증진을 기대할 수 있는데, 그렇게 하기 위해서는 저녁보다 아침에 식이섬유를 섭취하는 것이 바람직하다.

식이섬유가 혈당을 조절한다

고령자를 대상으로 같은 실험을 했을 때의 결과도 살펴보자.

먼저 대상자를 두 그룹으로 나누어 처음 일주일은 평소대로 생활하면서 매일 혈당 수치를 측정했다.

그다음 일주일은 돼지감자 가루를 섭취하도록 했는데, 한 그룹은 아침에, 다른 한 그룹은 저녁에 섭취한 후 매일 혈당 수치를 측정했다. 참고로, 돼지감자 가루에는 건조 중량으로 50~60%의 이눌린이 들어 있다. 실험 결과는 어떻게 나왔을까.

돼지감자 가루를 섭취하는 식사에서는 아침 그룹, 저녁 그룹 모두 혈당을 낮추는 효과를 볼 수 있었다. 단, 감소 폭에는 차이가 있었는데 아침에 돼지감자 가루를 섭취한 그룹이 혈당 수치가 크게 감소했다.

또 아침에 돼지감자 가루를 섭취한 그룹은 그 뒤의 점심, 저녁식사 후에도 혈당 억제 효과를 볼 수 있었다. 저녁에 돼지감자 가루를 섭취한 그룹에서는 다음 날 아침식사 후에 약간의 억제 효과를 볼 수 있었지만 점심식사 후에는 거의 변화가 없었다.

이 실험을 통해 아침에 섭취한 식이섬유가 혈당 상승 억제와 감소에 효과를 발휘할 뿐 아니라, 그다음 식사에서도 혈당이 쉽게 오르지 않는 효과가 있는 것을 알 수 있다.

또 하나, 아침에 돼지감자 가루를 섭취한 그룹이 저녁에 섭취한 그룹보다 장내 세균의 건강 상태도 좋았다. 이것으로 변비 예방과 소화에도 도움이 된다는 것이 증명된 셈이다.

이렇게 보았을 때, 식이섬유를 섭취한다면 아침이 골든 타임이다. 단, 일본인의 식이섬유 섭취량은 하루 평균 15g

전후다(2007년 한국영양학회 조사에 따르면 한국인의 하루 식이섬유 섭취량은 17.68g이다-옮긴이). 하루 권장 섭취량이 남성 21g 이상, 여성은 18g 이상이므로 의식적으로 식이섬유 섭취를 늘릴 필요가 있다(한국의 하루 권장 섭취량은 12~75세 기준으로 남성은 25g, 여성은 20g이다-옮긴이).

물론 식사는 영양소의 균형도 중요하다. 점심과 저녁에도 의식적으로 식이섬유 섭취하자. 특히 식사량이 많아지는 저녁에 식이섬유를 섭취하는 것은 혈당 상승을 억제하는 점에서도 중요하다. 단, 골든타임인 아침에는 식이섬유를 꼭 챙겨먹는 것이 좋다. 점심과 저녁보다 많이 섭취하여 아침 식이섬유 섭취의 효과를 높이자.

3.
식이섬유가
장내 환경을
정돈한다

이눌린은 혈당을 낮추는 기능이 있는데, 아침에 돼지감자를 섭취하면 다음 날 아침 시원하게 변을 볼 수 있다는 것이 조사로 확인되었다. 그 이유는 장의 생체시계 작동으로 장내 세균이 활발하게 작용하여 아침에 그들의 먹이가 되는 식이섬유를 섭취한 것이 도움이 되었을 것으로 추측된다.

수용성 식이섬유에
주목

　최근 장 건강에 대한 관심이 높아지면서 이와 관련된 정보가 많이 나오고 있다. 장에는 다양한 세균이 서식해 장내 플로라를 형성하는데, 생체시계는 균의 구성요소에도 관여한다. 물론 생체시계뿐 아니라 식품도 장내 세균에 영향을 준다. 그 대표적인 성분이 식이섬유다.

　식이섬유에는 각각의 역할을 하는 '수용성 식이섬유'와 '불용성 식이섬유'가 있고, 아침에 식이섬유를 섭취하면 하루 동안 혈당이 안정되는 등의 건강 효과가 있다고 앞에서 설명했다. 여기서는 다른 각도에서 식이섬유의 효과를 살펴보자.

　수용성 식이섬유는 건강기능식품 프로바이오틱스(체

내에 들어가서 건강에 좋은 효과를 주는 살아 있는 미생물 – 옮긴이)의 하나라는 점에서도 주목받고 있다. 일본 장내세균학회에서 내세우는 프로바이오틱스의 4가지 조건은 다음과 같다.

① 소화관 위쪽에서 분해, 흡수되지 않을 것
② 비피더스균처럼 대장에 공생하는 유익한 세균에게 선택적 영양분이 되고, 유익균의 증식 촉진, 대사 활성화에 작용할 것
③ 장내 세균총을 건강한 상태로 개선하고 유지할 것
④ 숙주(인간)의 건강에 기여할 것

이 조건을 만족하는 것으로 가장 잘 알려진 식품 성분이 난소화성 말토덱스트린(Indigestible dextri), 프룩탄(fructan), 이눌린이다. 난소화성 말토덱스트린은 당과 지방 흡수를 억제하는데, 식품에는 거의 들어 있지 않다. 반면에 이눌린은 우엉과 돼지감자에 많이 들어 있어서 식사로 섭취할 수 있는 성분이다.

이눌린은 혈당을 낮추는 기능이 있는데, 아침에 돼지감

94

자를 섭취하면 다음날 아침 시원하게 변을 볼 수 있다는
사실이 조사로 확인되었다.

일반적으로는 전날 밤에 식이섬유를 섭취하면 다음날
아침 쾌변에 도움이 되기 때문에 돼지감자 실험도 그 가설
에 따라 이루어졌다. 그러나 실험 결과는 예상과 반대로
저녁보다 아침에 섭취한 것이 더 효과적이었다.

그 이유는 아직 정확히 알 수 없지만, 장의 생체시계 작
동으로 장내 세균이 활발하게 작용하여 아침에 그들의 먹
이가 되는 식이섬유를 섭취한 것이 도움이 되었을 것으로
추측된다.

올바른
식이섬유 섭취법

식품으로 섭취하기 쉬운 대표적인 수용성 식이섬유로
이눌린에 대해 설명했는데, 식이섬유를 섭취할 때는 수용
성과 불용성, 모두 필요하다. 몸에 가장 이상적인 비율은
수용성 1 : 불용성 2다.

【식이섬유로 장을 건강하게】

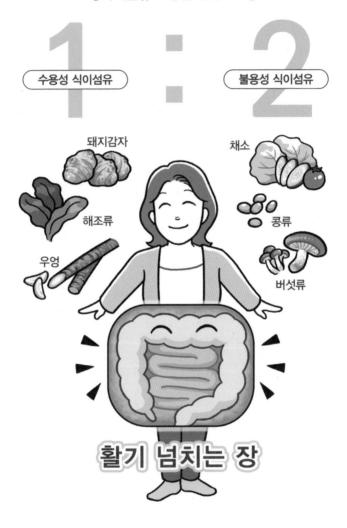

1 : 2

수용성 식이섬유 : 불용성 식이섬유

돼지감자

채소

해조류

콩류

우엉

버섯류

활기 넘치는 장

수용성 식이섬유가 많이 들어 있는 식품은 돼지감자 외에 해조류, 감자, 참마, 보리, 귀리 등이다. 불용성 식이섬유는 곡물, 채소, 콩류, 버섯류 외에 새우와 게 껍데기에 많이 들어 있다.

우엉, 오크라, 키위, 고구마에는 수용성과 불용성이 균형 있게 들어 있다.

너무 꼼꼼하게 따지다 보면 오히려 챙겨 먹기 어려워질 수 있으므로 식이섬유를 섭취할 때는 특정 식품에 편중되지 않도록 조심하면 된다.

4.
아침형
생활이
비만을 막는다

밤늦게 식사하면 식욕이 왕성해지는 특징이 있다. '배가
부르다'는 만족감을 쉽게 얻지 못해 과식하게 된다. 밤
늦은 시간이 되면 만복중추를 자극해 식욕에 제동을 거
는 '렙틴'(leptin)의 기능이 떨어지기 때문이다. 특히 고
지방식의 경우, 먹기 시작하면 멈출 수 없는 경향이 강
해진다는 것이 생쥐 실험으로 확인되었다.

아침형 생활은
태곳적부터의 생체 리듬

　인간뿐 아니라 생물의 몸에는 아득한 옛날, 태초부터 생체시계가 작동하고 있다. 환경에 적응해 살아가기 위해서는 그것이 필요했을 것이다.

　생체시계는 하나가 아니다. 주시계 외에 체내의 부위마다 존재하는 부시계가 조화를 이루며 움직인다. 기본적으로는 그 생체시계에 따라 생활하는 것이 건강의 비결이다. 인간의 경우 아침에 해가 뜨면 일어나 활동을 시작하고, 밤이 되면 활동을 끝내고 잠을 자는 생활을 말한다.

　단, 현대 사회에서는 그것이 쉽지 않다. 또 인간의 생체시계는 하루 24시간의 리듬과는 미묘하게 어긋나서 '빛'과 '식사'로 초기화하지 않으면 안 된다. 그것이 '햇볕'과 '아침식사'다.

아침을 먹는 것으로 하루를 시작하는 아침형 생활에는 생체시계 초기화를 비롯해 여러 가지 효과가 있다. 그 점도 거듭 설명했으니 여기서는 '왜 저녁형 생활이 비만으로 이어지기 쉬운가'라는 관점에서 '비만 예방과 방지에는 아침형 생활이 맞다'라는 주장에 대해 생각해보자.

저녁형 생활이
비만으로 이어지는 이유

활동하는 시간대가 뒤로 미뤄지는 저녁형 생활은 필연적으로 식사 시간대도 달라진다. 이런 생활을 하는 사람들은 아침 시간대에 먹어야 할 아침식사를 거르는 경우가 많다. 당연히 저녁식사 시간도 늦다.

양이나 영양 균형을 고려한 하루 세 끼는 중요한데, 그것은 본래의 생체시계로 생활했을 경우다. 저녁식사는 잠들기 3시간 전에 마쳐야 비만 예방과 수면의 질에 도움이 된다는 연구 결과로도 알 수 있듯이, 밤늦게 식사하면 에너지가 소비되기 전에 잠들어버려서 비만으로 이어진다.

식욕도 생체시계가 크게 관여하는데, 일상적으로 밤늦게 식사하면 식욕이 왕성해지는 특징이 있다. 또 '배가 부르다'는 만족감을 쉽게 얻지 못해 과식하게 된다.

그 이유는, 밤늦은 시간이 되면 만복중추를 자극해 식욕에 제동을 거는 '렙틴'(leptin)의 기능이 떨어지기 때문이다. 특히 생선튀김이나 감자튀김 같은 고지방식의 경우, 먹기 시작하면 멈출 수 없는 경향이 강해진다는 것이 생쥐 실험으로 확인되었다.

또 하나 큰 이유는, 밤이 되면 지방 분해를 억제하고 지방 축적에 관여하는 '비말원'(BMAL-1)의 기능이 활발해지기 때문이다. 비말원은 생체시계를 관장하는 시계 유전자 중 하나로, 밤 10시부터 새벽 2시에 분비량이 최대가 된다. 저녁식사에서는 인슐린이 분비되기 어려워 혈당이 높아지는 것도 비만의 원인이라고 할 수 있다.

인간의 생체시계 리듬이 그렇다면, 아무리 야행성이라도 밤은 휴식을 취하는 시간대라는 얘기다. 따라서 많은 에너지를 섭취할 필요가 없다.

또 나이가 들면 근육량이 감소한다. 젊을 때의 체중을

유지하는 사람도 근육량은 줄고 지방이 증가한 '마른 비만'일 가능성이 있다.

체중이 신경 쓰이거나 비만을 예방하고 싶다면 아침형 생활을 실천해보자. 처음에는 힘들어도 1~2주 안에 익숙해질 것이다.

시간대에 따른 지방 연소 차이

시간영양학과 마찬가지로 운동도 목적에 따라 적절한 시간대가 있다. 이를 시간운동학이라고 하는데, 여기서는 운동하는 시간대와 지방 연소의 관계를 소개한다.

건강검진에서 체중과 허리둘레가 기준치를 넘어 감량해야 한다면 식사에 신경을 쓰는 것도 중요하지만 운동으로 지방을 연소하는 것도 간과해서는 안 된다. 지방을 없애는 데 효과적인 운동 시간대는 언제일까. 실험 결과에 따르면 저녁 시간대다.

젊은 남성을 두 그룹으로 나누고 한쪽은 아침에 60분간 지구력 운동을 하고 다른 한쪽은 저녁에 하도록 했다. 또 양쪽 모두 운동 3시간 전에 같은 식단으로 식사를 하도록 했다. 이 조건으로 운동 전, 운동 직후, 운동 2시간 후의 혈중 호르몬 양을 조사한 결과, 지방 분해를 촉진하는 호르몬이 증가한 것은 저녁에 운동한 그룹이었다. 또 운동 2시간 후 지방이 분해된 유리지방산의 양이 많고 그에 따른 중성지방이 적었던 것도 저녁에 운동한 그룹이었다.

저녁에는 교감신경이 아침보다 활성화되고 체온도 높아진다. 그래서 지방을 분해하는 효소인 리파아제가 효과적으로 작동하는 것이 아닐까 추측되는데, 어느 쪽이든 지방 연소를 원한다면 너무 늦지 않은 시간대에 저녁 운동을 추천한다.

5.
아침부터
카레를
먹으라고?

아침에 카레 등의 향신료를 섭취하면 교감신경의 활성
화에 도움이 된다. 교감신경은 부교감신경과 함께 자율
신경의 하나로, 이 둘은 체내 균형을 유지하며 내장의
기능과 심장박동·호흡·체온·혈압 등을 조절하고, 눈
물과 땀 분비, 배설 등의 생명 활동을 관리한다.

시간영양학적 관점에서 본
아침 카레의 가치

카레는 아이와 어른 모두 좋아하는 음식이다. 생각해보면 카레를 좋아하지 않는 사람은 아직 못 본 것 같다. 거리에는 카레 전문점도 많고, 바빠서 식사를 준비할 시간이 없거나 여러 명의 식사를 준비해야 할 때도 다른 반찬이 필요 없어서 큰 도움이 된다.

오래전 이야기인데, 일본 국민의 사랑을 받는 인기 야구선수가 "아침은 항상 카레를 먹는다"고 말한 것이 화제가 되어 '아침 카레'라는 말이 유행한 적이 있다. 물론 365일 내내 아침으로 카레를 먹은 것은 아닐 테지만 인터뷰 기사에 의하면, 아침에 카레를 먹고 시합에 나가는 날이 많았던 것은 사실인 듯하다.

여기서 생각해보자. 시간영양학적 관점에서 아침을 먹는 것의 중요성은 설명했는데, 아침식사의 메뉴로서 카레는 먹을 만한 가치가 있을까?

결론부터 말하면, 아침에 먹는 카레는 충분한 가치가 있다. 아침으로 훌륭한 식사라고 할 수 있다. 그 이유를 알아보자.

아침식사로 카레라이스를
권하는 이유

카레라이스는 다양한 채소를 더한 카레 스튜와 주식인 밥의 조합이다.

대부분의 조리법은 카레와 밥의 조합이지만, 밥 대신 빵일 때도 있고, 외식이라면 인도의 전통 빵인 난이라는 선택지도 있다. 하지만 여기서는 밥에 카레를 곁들여 먹는 것을 가정하고, 또 밥과 카레를 별개로 생각한다.

먼저, 밥이다.

밥은 탄수화물이 많은 에너지원으로, 전분질(당질)과 식이 섬유로 이루어져 있다. 식이섬유에 대해서는 이미 언급했으니 여기서는 전분질에 주목하자.

식사로 섭취한 전분질은 소화작용에 의해 포도당(글루코오스)으로 분해되어 혈액에 흡수된다.

혈액의 포도당을 에너지원으로 이용하기 위해 췌장에서 분비되는 것이 인슐린인데, 공복 상태였던 몸에 인슐린이 분비되면 생체시계는 아침으로 인식한다. 즉, 전분질에는 생체시계를 초기화하는 기능이 있다.

다음은 카레다.

카레에는 향신료가 빠질 수 없다. 향신료와 생체시계의 관련성에 대해서는 아직 밝혀지지 않은 부분도 있지만, 매운맛을 내는 성분인 캡사이신은 생체시계의 시계 유전자 작용에 관여한다.

또 아침에 향신료를 섭취하는 효과로 빼놓을 수 없는 것이 교감신경의 활성화다. 교감신경은 부교감신경과 함께 '자율신경'의 하나로, 이 둘은 체내 균형을 유지하며 내장의 기능과 심장박동·호흡·체온·혈압 등을 조절한다. 또한 눈물과 땀 분비, 배설 등의 생명 활동을 관리하고 유지한다.

교감신경과 부교감신경의 균형에 대해 간단히 설명하면, 낮 동안 활동할 때나 긴장 상태일 때는 교감신경이 우위가 되고, 밤이 되어 휴식을 취할 때는 부교감신경이 우위가 된다. 단, 이것은 신체 내에서 자율적으로 작용하므로 우리 마음대로 움직일 수는 없다.

여기서 다시 카레에 포함된 향신료에 주목해보자.

매운 것을 먹으면 땀이 나는 것으로도 알 수 있듯이 향신료는 교감신경을 활성화한다. 교감신경이 활성화된다는 것은 자고 있던 몸이 깨어나 활동 상태가 된다는 의미다. 그런 점에서 카레라이스는 아침식사로 적합하다고 할 수 있다.

향신료에서 또 하나 주목해야 할 것이 앞에서 이미 거론했던 '식사 유발성 열생산'이다. 식사 유발성 열생산은 식품을 섭취한 후 소화 및 흡수가 이루어지는 과정에서 열이 발생해 에너지가 소모되는 것, 즉 물질대사가 이루어지는 것을 말한다. 한마디로 몸을 데우는 기능인데, 저녁과 아침을 같은 식단으로 먹은 경우, 저녁보다 아침이 체온 상승률이 더 높아진다.

향신료 섭취를 통해 신체가 활동 상태가 되기 쉬울뿐더

러 체온을 올리기 위해 칼로리가 소모되므로 비만 예방도 기대할 수 있다.

따라서 아침 카레는 생체시계라는 면에서도 합리적인 식사라고 할 수 있다.

참고로, 식사 유발성 열생산의 양은 단백질을 섭취했을 때 가장 많고 다음이 탄수화물이다. 그런 점에서 고기나 콩 같은 단백질 식품이 카레에 들어가면 더욱 좋다. 채소도 더하면 그만큼 영양적으로 균형 잡힌 식사가 된다.

카레를 저녁식사 메뉴로 정했다면 다음날 아침에도 먹을 수 있도록 넉넉히 만들어두자. 그러면 아침식사 준비도 절약된다. 따뜻하게 데운 카레는 건강한 아침식사로 제격이다.

6.
생선이
아침식사 메뉴로
좋은 이유는?

콩기름과 어유는 무엇이 다를까. 바로 인슐린의 분비량이다. 생쥐 실험에서는 어유의 인슐린 분비량이 콩기름에 비해 2~3배 많다는 결과가 나왔다. 인슐린의 분비는 비만 예방으로 이어질 뿐 아니라 생체시계 초기화를 위해서도 없어서는 안 되는 요소다.

생체시계를 효과적으로 움직이는
식품을 먹는다

지금껏 설명한 대로 생체시계를 아침형으로 초기화하는 역할을 하는 것이 아침식사다. 물론 꼭 먹어야 하는 식품이 정해져 있는 것은 아니지만 가능하면 생체시계를 효과적으로 활성화시켜 몸을 활동 상태로 만들 수 있는 메뉴가 좋다.

그런 의미에서 우선 섭취해야 할 것이 탄수화물(전분질+식이섬유)이다. 생체시계의 관점에서 생각하면 곡류, 그중에서도 생체시계를 움직여주는 것이 쌀=밥이다. 밀가루로 만든 빵도 좋지만, 밥에는 식이섬유도 들어 있고 체온을 높이는 효과도 있다.

이것으로 주식은 정해졌는데, 생체시계를 효과적으로

움직이려면 단백질도 중요하다. 그리고 또 하나 탄수화물·단백질과 함께 '3대 영양소'로 불리는 지방이 빠져선 안 된다.

단백질 식품은 고기와 생선 외에 필수아미노산 트립토판을 섭취할 수 있다는 점에서 콩 제품과 유제품, 달걀도 후보로 적합하다.

지방은 식물성 기름과 버터 외에 고기, 생선, 콩 제품으로도 섭취할 수 있지만, 주의해야 할 것은 과식하면 살이 찌는 원인이 된다는 점이다. 지방에도 여러 종류가 있으므로 가능한 한 건강에 좋은 것을 고르는 것이 좋다. 그런 점을 감안한다면 가장 적합한 식품이 생선이다.

어류와 생체시계의 관계

지방을 섭취할 수 있는 식품은 올리브유, 홍화씨유, 코코넛오일, 참기름, 콩기름 등 다양하다. 그러나 생체시계를 움직이는 효과를 연구한 결과, 어유(魚油)가 가장 뛰어

났다. 콩기름과 어유만 비교한 실험에서도 어유가 생체시계를 움직이는 효과가 훨씬 컸다.

그럼 콩기름과 어유는 무엇이 다를까. 바로 섭취시 인슐린의 분비량이다.

생쥐 실험에서는 어유를 섭취했을 때의 인슐린 분비량이 콩기름을 섭취했을 때에 비해 2~3배 많다는 결과가 나왔다. 인슐린 분비는 비만 예방으로 이어질 뿐 아니라 생체시계 초기화를 위해서도 없어서는 안 되는 요소다.

생선에는 지방뿐 아니라 단백질도 풍부해 생선을 먹을 경우 두 영양소를 동시에 섭취할 수 있다. 아침식사 재료로 아주 이상적이다.

생선에도 다양한 종류가 있다. 그래서 생선에 따라 생체시계를 움직이는 효과에 차이가 있는지 알아보기 위해 꽁치·정어리·참치·청어를 대상으로 실험을 했다. 실험 결과, 생체시계를 움직이는 효과가 가장 높은 것은 참치였다. 물론 다른 생선에 효과가 없는 것은 아니다.

여기서 흥미로운 사실은 생선으로 어유를 섭취한 것만으로는 생체시계가 움직이지 않는다는 것이다. 밥(쌀)과 같이 먹어야 비로소 움직였다.

밥을 먹어서 생체시계를 움직이게 하려면 단백질이 필요하다고 했는데, 지방을 섭취해서 생체시계를 움직이게 하려면 밥이 필요하다. 이렇게 생각하면 두 조건을 모두 충족하는 '밥＋생선'의 조합이 아침식사로 적합한 것은 분명하다.

생선은 오래전부터 우리가 즐겨 먹고, 특히 바닷가 지역의 사람들이 일상적으로 먹어온 메뉴다. 옛날 사람은 시간영양학을 모를 텐데, 건강에 좋다는 것은 어떻게 알았을까.

참고로, 어유는 꽃가루 알레르기에도 효과가 있다. 꽃가루 알레르기는 알레르기 증상의 하나인데, 생쥐 실험에서 어유와 콩기름을 투여해 비교한 결과 콩기름은 알레르기를 일으키는 IgE가 증가한 반면, 어유는 거의 증가하지 않았다.

또 이미 꽃가루 알레르기를 앓고 있는 경우에도 개선 효과를 기대할 수 있다는 연구 결과가 나왔다. 비만을 예방하거나 개선하는 효과가 있고, 꽃가루 알레르기도 예방할 수 있는 것이 밥에 생선을 조합한 아침식사다.

어유로 알려진 것은 DHA(도코사헥사엔산)와 EPA(에이코사

펜타엔산)인데, 이런 성분은 앞에서 실험한 꽁치·정어리·참치·청어 외에 연어와 고등어 등에도 풍부하게 함유되어 있다.

또 사람과 생쥐를 대상으로 이루어진 최근 연구에 따르면, 어유는 저녁보다 아침에 섭취할 때 콜레스테롤과 중성지방이 낮아지는 것을 확인할 수 있었다. 이것을 보아도 생선은 아침에 먹는 것이 좋다.

바쁜 아침에 식사를 준비하고, 생선까지 굽는 것이 번거로울 수 있다. 그럴 때는 참치나 연어가 들어 있는 삼각김밥을 사서 먹으면 어떨까. 탄수화물·단백질·지방의 3대 영양소를 전부 섭취할 수 있고, 생체시계 초기화와 비만을 예방하며, 꽃가루 알레르기에도 효과가 있으니 생선은 아침식사로 탁월한 선택이다.

7.
커피를 마시는
최적의 타이밍은
아침이다

아침 커피는 생체시계를 아침형으로 만들어준다. 또 신체 활동이 왕성한 낮에 커피를 마시는 것도 그리 나쁘지는 않다. 그렇다면 활동을 마치고 휴식을 취해야 하는 밤에 마시는 커피는 어떨까. 사람과 생쥐 실험에 따르면, 양쪽 모두 비활동기의 카페인 섭취는 생체시계를 늦춰서 저녁형으로 만들었다.

커피에 포함된
카페인의 작용

아침식사로 빵에 커피를 기본으로 먹는 사람이 많다.

커피에 들어 있는 카페인은 잠을 깨우고 집중력을 높인다. 또 커피 향에도 긴장을 풀어주고 집중력을 높이는 효과가 있다. 아침뿐 아니라 집중력이 떨어질 때, 긴장할 때 마시고 싶어진다는 사람도 있는데, 시간영양학 관점에서 말하면 커피를 마시는 최적의 타이밍은 아침이다. 그 이유는 여러 가지다.

먼저, 아침 커피는 생체시계를 아침형으로 만들어준다. 그것으로도 아침에 커피를 마시는 이유가 되지만, 아침 커피에는 비만을 예방하는 효과도 있다. 이 효과만으로도 커피는 아침에 마셔야겠다는 생각이 들지 않을까.

그러나 하루의 식사 흐름을 보면, 점심과 저녁을 외식으로 해결할 경우 식후에 커피를 마실 때가 있다. 세트 메뉴에 서비스로 커피가 포함되기도 한다.

커피는 아침에 마시는 것이 가장 좋다는 것은 이미 알았으니, 그럼 그 외의 시간에 커피를 마실 경우 몸에 어떤 영향을 줄지 알아보자.

밤에 마시는 커피는
생체시계를 저녁형으로 만든다

신체 활동이 왕성한 낮에 마시는 커피는 그다지 나쁘지는 않다. 그렇다면 활동을 마치고 휴식을 취해야 하는 밤에 마시는 커피는 어떨까. 사람과 생쥐 실험에 따르면, 양쪽 모두 비활동기(사람의 경우 밤)의 카페인 섭취는 생체시계를 늦춰서 저녁형으로 만들었다.

사람을 대상으로 이루어진 실험에서는 야간에 빛을 쬐면 생체시계가 늦춰지는 것이 확인되었는데, 거기에 카페인을 더하면 생체시계가 더욱 늦춰진다.

휴식을 취하는 밤에 TV, 스마트폰, 컴퓨터의 모니터를 보면서 커피를 마시는 사람도 많다. 그러나 이런 상황은 주의가 필요하다. 빛에 카페인까지 더해지면 생체시계가 더욱 늦춰지기 때문이다. 카페인에는 각성 작용도 있어서 잠자리에 누워도 잠이 안 오는 폐해까지 일어난다.

1장 중 '식사가 수면을 좌우한다'에서 설명했듯이, 나이가 들면 수면을 유도하는 멜라토닌의 양이 감소한다. 고령자에게는 질 좋은 수면이 필수다.

즉, 생체시계 관점에서 밤에 카페인을 섭취하는 것은 좋지 않다. 그렇다면 아침이나 점심에 마시려고 생각할 텐데, 비만을 예방하는 효과를 얻으려면 역시 아침이 적합하다. 최근 커피와 단백질을 동시에 섭취할 수 있는 프로틴 커피 상품도 시판되고 있어 아침에 마시기에 안성맞춤이다.

물론 효과가 있다고 양을 늘려도 되는 것은 아니다. 카페인을 많이 섭취하면 현기증, 심박수 증가, 흥분, 불안, 떨림, 구토 등의 증상을 초래한다.

카페인 과다 섭취는 가급적 피하는 것이 좋다.

아침 운동이 좋은 이유

지방을 연소시키려면 저녁 시간대에 운동하는 것이 효과적인데, 목적에 따라서는 아침 운동이 효과적인 경우도 있다. 예를 들어, 정신건강을 생각한다면 아침 기상 후 1시간 이내에 유산소운동을 하는 것이 좋다. 건강한 사람은 15분 정도 운동하면 세로토닌이 활성화된다.

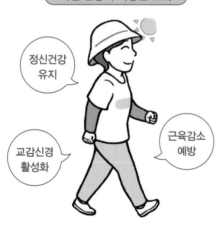

아침 운동의 다양한 효과

정신건강 유지

교감신경 활성화

근육감소 예방

세로토닌은 '행복 호르몬'이라는 별명이 있을 만큼 마음의 균형을 유지하는 기능이 있다. 정신력이 약하거나 숙면을 취하지 못한다면 30분을 목표로 해보자. 교감신경의 활성화도 기대할 수 있다.

또 하나 아침 운동은 근육감소 예방에도 효과적이다. 근육은 매일 분해와 합성을 반복하는데 야간에는 분해, 낮 동안에는 합성이 이루어진다. 즉, 근육이 감소하는 사이클에서 아침을 맞는 것인데, 이때 가벼운 근력운동을 하면 근육 분해에 제동을 걸어 근육과 근력이 감소하는 근감소증을 예방할 수 있다.

단, 기상 직후의 과격한 운동은 심부전 등의 위험이 따를 수 있으니 주의해야 한다. 아침에 일어나면 수분을 보충하고 몸의 상태를 확인하면서 운동하는 것이 좋다.

아침에 운동한 후에는 근육을 만드는 원천이 되는 단백질을 섭취하는 것도 잊지 말자.

8.
아침에 먹는
과일은
금이다?!

최근 연구에서 향기에 생활 리듬을 조절하는 효과가 있
다는 것이 밝혀졌다. 그 향 성분 중 하나가 자몽의 리모
넨(Limonene)이다. 리모넨은 교감신경을 활성화해 체온
과 혈압을 올리는 작용을 한다. 그런 점에서 자몽은 하루
의 시작을 위해 활동 리듬을 조절하는 과일로 적합하다.

과일의 황금효과 ①
생체시계 조절

"아침에 먹는 과일은 금, 점심에는 은, 저녁에는 동"이라는 서양 속담이 있다. 비타민과 수분이 많은 과일은 건강에 좋다는 이미지도 있어서 이 말에 고개가 끄덕여진다. 그렇다면 시간영양학적으로는 어떨까.

일본에서는 60대 이상이 과일을 가장 많이 섭취해서 20~40대 섭취량의 두 배에 이른다. 고령자에게 과일은 가장 친숙한 식품이다.

과일에는 여러 종류가 있는데, 생체시계에 대한 작용에서 주목해야 할 성분은 두 가지다. 하나는 '노빌레틴'(Nobiletin)이고, 다른 하나는 '프로안토시아니딘'(Proanthocyanidin)이다. 처음 들어보는 성분일 수도 있는데 차례로 알아보자.

먼저, 노빌레틴은 감귤류에 포함되어 있는 폴리페놀의 일종이다. 라임, 유자, 귤에 많이 들어 있고, 유자와 귤나무의 교배종인 영귤에도 유사 성분이 함유되어 있다.

폴리페놀은 식물이 광합성 작용으로 생성하는 물질이다. 자연계에는 5,000종류가 넘는 폴리페놀이 존재하고 강한 항산화 작용을 한다고 알려져 있다.

효능과 기능은 폴리페놀마다 다른데, 생체시계를 조절해 비만을 막는 작용이 있는 것이 노빌레틴이다. 구체적으로, 어떻게 생체시계에 작용하는지 조사해보았더니 섭취량이 증가할수록 생체시계가 활발히 움직이는 것이 확인되었다. 빛의 자극과 같은 원리로 작용하는 것이 아닐까 추측된다.

이런 특징을 참고했을 때, 노빌레틴이 많이 함유된 감귤류를 섭취할 경우, '아침에 먹는 것이 가장 효과적'이라고 할 수 있다. 라임이나 유자는 아침식사로 적합한 생선 요리에 뿌려 먹어도 좋다. 생선과 함께 섭취하면 노화 방지에 효과적이라는 연구 결과가 있다. 그대로는 신맛이 강해 먹을 수 없지만 즙을 내서 뿌려 먹으면 일석이조다.

귤은 껍질을 벗겨 쉽게 먹을 수 있다. 아침식사 때 꼭 섭취해야 할 과일이라고 할 수 있다.

과일의 황금효과 ②
교감신경 활성화

같은 감귤류인 자몽의 효과에 대해서도 알아보자.

최근 연구에서, 향기에 생활 리듬을 조절하는 효과가 있다는 것이 밝혀졌다. 그 향 성분 중 하나가 자몽의 리모넨(Limonene)이다. 리모넨은 교감신경을 활성화해 체온과 혈압을 올리는 작용을 한다. 그런 점에서 자몽은 하루의 시작을 위해 활동 리듬을 조절하는 과일로 적합하다고 할 수 있다.

또, 교감신경을 활성화하는 자몽의 향 성분에는 지방을 연소하고 식욕을 억제하는 효과도 있을 것으로 기대된다. 즉, 다이어트와 비만 예방에 도움이 된다는 것인데, 실제로 생쥐 실험에서 그 기대에 부응하는 결과를 얻을 수 있었다. 사람에게도 효과가 있을 것으로 여겨진다.

과일의 황금효과 ③
항산화 작용

또 하나 과일에 함유된 성분으로 황금효과를 발휘하는 것이 '프로안토시아니딘'이다. 포도, 블루베리, 라즈베리(산딸기)와 같은 베리류에 많이 들어 있다. 프로안토시아니딘도 노빌레틴과 같은 폴리페놀의 일종이다. 아침에 먹을 경우 노빌레틴처럼 빛의 자극과 비슷한 작용을 한다.

시간영양학적으로 폴리페놀은 간과 장의 시계 유전자 발현을 조절하는 중요한 기능도 한다. 염증 예방과 항산화 작용도 강해 심혈관계의 건강 유지에 효과를 기대할 수 있다. 이렇게 보면, 베리류도 아침에 섭취하는 것이 좋은 식품이라고 할 수 있다.

주식으로 밥이나 빵, 반찬으로는 생선류, 거기에 한 가지 더하고 싶을 때는 감귤류나 베리류가 적당하다. 참고로, 사람들이 많이 찾는 채소는 거의 1년 내내 구입할 수 있지만, 과일을 적당한 가격으로 사먹을 수 있는 시기는 제철뿐이다. 계절에 따라 섭취하는 과일을 바꾸면 식사의 즐거움도 커질 것이다.

9.
단백질은 언제 먹어야 근감소증 예방에 효과적일까?

최근 연구에 따르면, 곡류 외에 고기, 생선, 우유, 콩 등의 단백질을 아침에 많이 섭취하는 사람을 8년간 추적 관찰한 결과, 악력(握力) 저하의 위험률이 절반으로 줄었다. 아침에 질 좋은 단백질을 섭취한 사람을 4년간 추적 관찰한 연구에서는 치매 발병률이 낮아졌다.

근감소증을
예방해야 하는 이유

최근에는 노쇠와 근감소증이라는 말이 널리 알려졌는데, 각각 어떤 상태를 뜻하는지 알아보자.

앞에서도 잠깐 거론했듯이, 근감소증은 나이가 들면서 근육량과 근력이 감소하는 현상이다. 노쇠는 나이 들어 신체가 자연스럽게 변화하는 노화와 달리 질병 발병 가능성이 높아지고 심신이 허약해지는 것을 의미한다. 노쇠하면 인지기능이 떨어져 치매 발병 위험도 높아진다. 진행 상태에 따라서는 간병이 필요할 수도 있다.

근감소증은 노쇠의 요인이 된다. 즉, 노쇠를 피하려면 근감소증을 예방해야 한다.

근육은 매일 분해와 합성을 반복하는데 분해량이 합성

량을 웃돌면 근육은 감소한다.

언제나 합성량이 분해량을 웃돌면 문제될 게 없지만, 운동습관이 없는 사람의 근육량은 20대를 정점으로 이후 1년에 1%씩 감소한다. 그대로 70대가 되면 근육량은 20대의 절반이 되어버린다.

아무런 대처도 하지 않으면 근감소증이 점차 심해져 노쇠의 길을 걷게 된다. 특히 고령자는 근육을 늘리는 생활을 의식적으로 실천해야 한다.

그 방법은, 적당히 몸을 움직이고 근육의 원천이 되는 단백질을 섭취하는 것이다. 아무리 몸을 움직여도 단백질이 부족하면 근육을 만들 수 없다. 운동도 중요하지만 여기서는 단백질 섭취에 초점을 맞춰 생각해보자.

아침 단백질 섭취가
근육을 늘리고 치매 위험도 줄인다

시간영양학의 관점에서 근육을 늘리기 위해 단백질을 섭취할 때 가장 적합한 시간대는 아침이다. 이를 뒷받침하는 연구와 조사도 많이 보고되었는데, 그 내용을 살펴 보자.

아침식사는 공복 후에 하는 식사다. 야간은 근육의 분해가 이루어지는 시간대다. 따라서 공복을 멈추는 아침식사 타이밍에 단백질을 섭취하지 않으면 공복 상태가 너무 길어져서 에너지 공급을 위해 근육 분해가 빨라진다. 이 상황을 피하려면 일단 아침에 단백질을 보충해야 한다.

또, 공복 후 첫 식사가 되는 아침은 섭취한 단백질의 흡수가 활발해져서 근육으로 단백질이 빠르게 이동된다. 그 후 낮 동안 단백질을 구성하는 아미노산에서 근육으로 합성된다.

단백질이 많은 식품은 고기, 생선, 달걀, 콩 제품, 유제품 등이다. 소화력이 좋은 젊을 때라면 아침부터 고기를 먹을 수도 있지만 소화력이 약한 고령자에게 아침 식사에 육류를 섭취하는 것은 적합하지 않다. 고기보다는 우유, 요구르트 같은 유제품이나 두부, 두유가 위에 부담이 적어서 아침식사로 무난하다. 식품업계에서는 어육(생선살) 소시지, 게 맛살 등으로 가볍게 단백질을 섭취할 수 있도록 다양한 메뉴를 개발해 판매하고 있다.

최근 연구에 따르면, 곡류 외에 고기, 생선, 우유, 콩 등의 단백질을 아침에 많이 섭취하는 사람을 8년간 추적 관찰한 결과, 악력(握力) 저하의 위험률이 절반으로 줄었다. 여기서 악력은 손으로 쥐는 힘을 말하는데, 우리 몸의 근육 강도를 나타내는 지표로 활용된다. 아침에 질 좋은 단백질을 섭취한 사람을 4년간 추적 관찰한 연구에서는 치매 발병률이 낮아졌다.

"아침에는 단백질." 근감소증과 치매를 동반하는 노쇠를 예방하기 위한 슬로건이다.

근력운동은 저녁이 효과적

근육은 야간에 분해되고 낮 동안 합성된다. 이것은 생체시계가 갖는 리듬이다. 근육을 늘리는 운동도 이 리듬에 맞추면 효과가 높다는 것이 연구를 통해 확인되었다.

근육은 아무런 대처를 하지 않으면 꾸준히 감소한다. 근육의 분해를 막는 것이 목적이라면 아침 운동도 효과적이다. 반면에 근육량을 늘리려면 근육이 합성되는 사이클에 들어 있는 저녁이 가장 효과적이다.

단, 단백질도 저녁에 섭취하는 것이 좋을 것이라고 생각하겠지만, 그렇지 않다. 근육을 늘리기 위해 단백질을 섭취한다면 아침이 효과적이다. 아침에 섭취한 단백질이 낮 동안 근육에 이용되기 때문이다.

따라서 근력운동은 저녁에, 그리고 단백질 섭취는 아침에 하는 것이 좋다고 기억해두자. 또 저녁 운동은 혈압을 낮추는 작용을 한다는 보고도 있다.

자신의 컨디션에 맞게 운동 시간대를 고려해보자.

【근육을 늘리려면…】

저녁 근력 운동

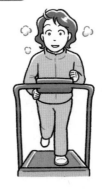

아침 단백질 섭취

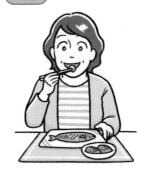

10.
아침에 먹는
쌀밥은
마음을 안정시킨다

탄수화물인 밥은 아침에 단백질 및 지방과 결합함으로써 생체시계를 초기화하고 하루의 활동 에너지를 공급해준다. 거기에 비만 예방뿐 아니라 기분을 안정시키는 작용이 있어서 아침에 밥을 먹는 것은 매우 중요하다.

밥으로
하루를 시작한다

비만을 예방하고 스트레스를 낮추려면 어떤 아침을 먹는 것이 좋을까. 이에 관해 조사한 한국의 연구 자료가 있다. 대상은 평소 아침식사를 거르는 12~18세의 청소년 100명으로, 이들에게 12주 동안 3가지 유형의 아침식사를 제공하는 실험을 실시했다.

100명의 학생을 각각 쌀(밥) 중심의 식사 그룹, 밀가루 중심의 식사 그룹, 일반식사 그룹 세 그룹으로 나누고 12주 동안 실험을 지속한 결과를 소개한다.

먼저, 비만의 지표가 되는 BMI와 체지방률은 쌀밥 중심의 그룹이 가장 낮았다. 또 쌀밥 중심의 그룹에서는 스트레스 경감도 볼 수 있었다. 긴장을 풀고 마음을 안정시키

는 뇌파인 알파파가 크게 증가했다. 아침에 밥을 먹는 습관이 정서적 안정에 도움을 준다고 생각할 수 있다.

탄수화물인 밥은 아침에 단백질 및 지방과 결합함으로써 생체시계를 초기화하고 하루의 활동 에너지를 공급해 준다. 거기에 비만 예방뿐 아니라 기분을 안정시키는 작용이 있어서 아침에 밥을 먹는 것은 매우 중요하다.

전기밥솥의 취사예약 기능을 이용하면 아침에 갓 지은 밥을 먹을 수 있다. 또 한 끼씩 소분해 냉동해두는 것도 편리한 방법이다. 냉동밥을 전자레인지에 넣고 뚜껑을 살짝 연 채로 데우면 촉촉하고 따뜻한 밥을 먹을 수 있다.

또 다른 연구에서도 흥미로운 조사를 실시했다. 아침식사로 한식(일식), 양식, 시리얼을 먹은 사람들의 생활 리듬이 아침형인지 저녁형인지를 조사한 것인데, 결과부터 소개하면 어린이부터 고령자까지 밥과 반찬으로 구성된 한식(일식)으로 아침을 먹는 사람이 일찍 자고 일찍 일어나는 아침형인 경우가 많았다.

참고로, 시리얼을 먹는 사람은 저녁형 경향을 보였다. 저녁형인 사람이 아침식사로 한식(일식)을 먹으면 아침형에 가까워질 수 있을지도 모른다. 한식(일식)으로 아침을 먹는 사람은 양식을 먹는 사람에 비해 생선, 달걀, 콩과 같은 단백질원의 종류를 많이 섭취했다.

밥과 빵은 무엇이 다를까?

먼저, 원상태를 비교해보면 밥은 쌀 '알'이고, 빵은 밀을 '가루'로 가공한 것이다. 또 밥은 쌀에 물만 부어서 짓는 데 빵은 밀가루에 소금, 기름, 설탕 등을 더해서 굽는다. 특히 빵에는 지방이 많아 100g 기준으로 비교했을 때 빵 4.4g, 밥 0.3g으로 큰 차이가 있다. 같은 주식이지만 이런 점에서 보면 완전히 다르다는 것을 알 수 있다.

쌀알로 지은 밥은 꼭꼭 씹어야 한다. 소화에도 시간이 걸리기 때문에 먹으면 오랫동안 든든하다. 반면에 빵은 원래 가루라서 밥처럼 오래 씹을 필요도 없고 소화에도 시간이 걸리지 않는다. GI 수치를 보면 식빵 95, 백미 88로, 혈당 상승률에도 차이가 있다.

시간영양학에 직접적인 관계가 있는 것은 아니지만 이런 정보도 알아두면 식생활에 도움이 된다.

【아침 권장식은?】

주식(밥, 빵)

밥과 빵의 당질이 생체시계의
부시계를 작동시킨다
특히 밥은 심신 건강에 좋다

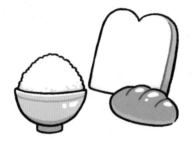

주반찬(생선)

단백질과 지방(어유) 등
균형 잡힌 영양을 섭취할 수 있다

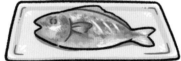

부반찬(샐러드 등)

아침에 식이섬유를 섭취하면
장내 환경에 도움이 된다

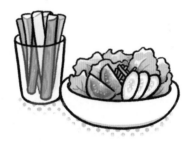

과일(자몽 등)

폴리페놀 등의 성분이
부시계를 작동시킨다
향 성분에도 효과가 있다

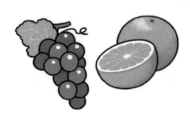

커피

아침에 카페인 섭취는
몸을 각성시킨다

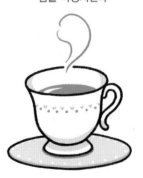

3장

점심식사가 가진
의외의
건강 효과

1.
점심식사가
고혈압을
막는다

역학조사에 따르면, 나트륨 섭취량을 줄이면서 칼륨 섭취량을 늘렸을 때 혈압이 내려가는 것으로 확인되었다. 그 결과, 뇌와 심장의 혈관질환 발생 확률을 낮춰 총 사망률 감소로 이어진다고 보고되었다.

고혈압 예방의 열쇠는
점심식사

이 책을 읽는 사람 중에는 혈압 수치에 예민하거나 병원에서 혈압약을 처방받아 복용하는 경우도 있을 것이다.

고혈압에 대처하지 않으면 안 되는 이유는 동맥경화를 일으켜 뇌와 심장에 해를 끼칠 위험이 있기 때문이다. 동맥경화는 뇌경색과 뇌출혈, 심근증(心筋症)과 심근경색의 원인으로 알려져 있다.

혈관이 온몸에 뻗어 있어서 신장을 비롯한 다른 장기에까지 영향을 미치는 것도 문제다. 특히 몸의 노폐물을 걸러 체외로 배출하는 신장의 기능은 동맥경화로 현저히 떨어지는데, 한 번 기능이 저하되면 원래의 상태로 돌아갈 수 없다.

고혈압은 건강에 심각한 위험 요소를 안고 있는 것이 사실이다. 단, 고혈압은 식사로 예방이 가능하며 점심식사가 그 열쇠를 쥐고 있다.

점심에 섭취하는
칼륨의 효능

혈압을 낮추는 대책 중 하나가 소금을 줄이는 감염식(減鹽食)이다. 식사로 섭취하는 염분=나트륨의 양을 줄이기 위한 요양식도 연구되고 있지만, 몸 안에 쌓인 나트륨을 배출하는 것도 생각해야 한다. 나트륨 배출을 촉진하는 것이 채소에 많이 들어 있는 칼륨이다.

해외의 역학조사에 따르면, 나트륨 섭취량을 줄이면서 칼륨 섭취량을 늘렸을 때 혈압이 내려가는 것으로 확인되었다. 그 결과, 뇌와 심장의 혈관질환 발생 확률을 낮춰 총 사망률 감소로 이어진다는 보고도 있다.

여기서 핵심은 나트륨과 칼륨의 섭취량이다. 물론 섭취량의 차이가 적은 것이 가장 바람직하다. 나트륨의 섭취량이 많을수록 혈관 장애도 일어나기 쉽다.

점심으로 메밀국수나 가락국수 등의 단품 메뉴를 선택하는 사람이 많은데, 그렇게 먹으면 나트륨의 섭취량은 많지만 채소가 부족해서 칼륨을 섭취할 수 없다.

점심으로 인기 있는 라면도 마찬가지다. 굳이 먹는다면, 가능한 한 채소가 듬뿍 든 메뉴를 선택해야 채소 부족 =칼륨 부족에 빠지지 않는다.

참고로, 건강과 다이어트를 지원하는 식사관리 애플리케이션 '아스켄'을 이용한 연구에서도 점심식사의 칼륨 부족이 고혈압에 관여하는 것으로 밝혀졌다.

칼륨이 많이 들어 있는 식품은 감자·고구마·양배추·호박 등의 채소, 다시마·톳 등의 말린 해조류, 과일에서는 멜론과 바나나다. 외식 때는 반찬이 다양한 정식을 시키거나 반찬을 추가해서 먹는 것이 좋다.

또 칼륨은 수용성이므로 채소가 들어간 수프나 된장국을 주문해 국물을 마시는 것도 한 방법이다.

단, 이미 신장 기능 저하로 치료를 받고 있는 경우에는 칼륨을 지나치게 섭취하면 고칼륨혈증을 일으킬 위험이 있다. 나트륨과 칼륨 섭취법에 대해서는 반드시 주치의와

상의해 조언을 받아야 한다.

또한 나트륨과 칼륨은 아침에는 체내에서 재이용되기 쉽고, 밤에는 소변을 통해 체외로 배출되기 쉽다. 시간영양학적 관점에서 말하면, 염분이 많은 음식은 저녁에 섭취하는 것이 좋다. 그러나 채소를 충분히 더해 칼륨 섭취를 늘리는 것도 잊지 말아야 한다.

식이섬유가
나트륨 배출을 돕는다

체내 나트륨을 배출하는 영양성분으로는 칼륨 외에 식이섬유가 있다. 식이섬유에는 혈당 수치를 낮추는 작용이 있는데, 아침에 섭취하는 것이 가장 효과적이다.

그러나 일본 후생노동성의 식이섬유 하루 권장 섭취량 기준을 보면, 남성은 21g 이상, 여성은 18g 이상(65세 이상은 남성 20g, 여성 17g 이상)이다. 그런데 평균 섭취량은 15g 전후로 권장량보다 2~5g이나 부족하다(한국 영양학회의 식이섬유 하루 권장 섭취량은 남성 25~30g, 여성 20~25g이지만, 한국인의 평균 섭취량은 18g에 불과하다 ─ 옮긴이).

혈당 조절이라면 아침에 식이섬유를 섭취하는 것이 좋지만, 부족한 양을 우려한다면 칼륨 배출에 효과가 있는 점심에 섭취해야 한다. 점심식사에서 식이섬유를 늘리면 하루 권장량에 가까워질 것이다. 또 채소에는 식이섬유뿐 아니라 칼륨도 풍부하므로 점심에 꼭 샐러드나 채소 겉절이 등을 더해서 식단을 짜보자(85쪽 참고).

2.
점심을 거르면
혈당이
높아진다고?

저녁식사 후 10시간 공복을 유지하고 아침을 먹었을 때와 아침식사 후 10시간 공복을 유지하고 저녁을 먹었을 때의 혈당 변화를 비교하는 실험에서 점심을 거른 후자의 경우에 혈당 수치가 확실히 높았다. 게다가 식사 후 혈당이 급격히 치솟는 혈당 스파이크도 일어나기 쉬웠다.

점심식사가
혈당을 조절한다

체중이 신경 쓰이거나 체중을 감량 중인 경우에는 아침·점심·저녁 가운데 한 끼는 가볍게 때우자고 생각할 수 있다. 세 끼의 양은 거의 동등한 것이 좋은데, 습관상 저녁식사의 비율이 높은 사람이 많다. 하루 활동을 마친 후의 저녁식사는 술도 한잔하면서 맛있게 배불리 먹고 싶을 것이다.

그러나 거듭 강조했듯이, 생체시계를 작동시키기 위해서는 균형 잡힌 아침을 먹는 것이 중요하다. 이것을 실천하기 위해 이전과 달리 아침식사 양을 늘린 사람도 있을지 모른다.

아침도 저녁도 배불리 먹고 싶다면 필연적으로 점심의

양을 줄이게 된다. '저녁을 맛있게 먹기 위해서 점심은 참자'라거나 '먹어도 가볍게 때우자'라는 생각에 점심을 거르거나 양을 줄인다.

가끔은 그럴 수도 있지만 습관이 되면 좋지 않다. **점심을 먹지 않고 저녁을 먹으면 고혈당이 되기 쉽고, 혈당 수치의 변동이 심해 혈관을 손상시키는 혈당 스파이크가 일어날 가능성이 높기 때문이다.** 그것과 관련된 실험 결과를 소개한다.

저녁식사 후 10시간 공복을 유지하고 아침을 먹었을 때와 아침식사 후 10시간 공복을 유지하고 저녁을 먹었을 때의 혈당 변화를 비교하는 실험이다. 전자는 공복 상태 10시간 중에 수면 시간이 들어가는데, 후자는 수면 시간 없이 점심을 거른 것이 된다.

이 실험에 따르면, 점심을 거른 후자의 경우에 저녁식사 후 혈당 수치가 확실히 높았다. 게다가 혈당 스파이크도 일어나기 쉬웠다.

혈당 스파이크란 급격히 오른 혈당을 떨어뜨리기 위해 많은 양의 인슐린이 분비되어 혈당 수치가 급강하하는 현상이다(171쪽 참조). 이런 상태는 인슐린을 분비하는 췌장에 부담을 준다. 더욱 심각한 것은 혹사당한 췌장의 기능이 약해져 인슐린이 분비되기 어려워진다는 점이다. 그리고 혈당을 조절하지 못하면 당뇨병으로 이어진다.

그럼 끼니를 거르는 대신 일단 빵이나 국수 등으로 점심을 가볍게 때우면 어떨까.

실제로 200㎉(식빵 1장 또는 국수 250g) 정도를 섭취한 경우, 저녁식사 후 고혈당이 된다는 점에서는 점심을 먹지 않을 때와 다르지 않다. 그것으로 볼 때 혈당을 조절하기 위해서는 점심을 제대로 챙겨 먹는 것이 바람직하다.

점심을 챙겨 먹는 효과는 그뿐만이 아니다.

점심식사와 중성지방 증가는
반비례 관계

점심식사 후에는 중성지방 수치가 쉽게 오르지 않는다. 중성지방은 식사로 섭취한 지방을 통해 합성된다. 그것을 골격근에서 흡수해 에너지로 이용하는데, 수치가 높으면 주로 다음과 같은 위험이 있다. 첫째, 피하조직에 중성지방이 늘어나 비만으로 이어진다. 둘째, 간에서 지나치게 늘어나면 지방간이 된다. 셋째, 혈중 중성지방이 증가해 동맥경화를 유발한다.

아침식사와 점심식사 후의 중성지방량 조사에서는 점심 식사 후의 혈중 중성지방량이 아침의 절반이었다. 아침을 거른 경우에도 점심에 폭식하게 되는 경향이 있어 혈중 중성지방량이 증가하는 결과가 나왔다. 이상의 사실을 고려했을 때 중요한 것은 '점심' 시간대에 식사를 하는 것이다.

그럼 저녁에 고지방식을 섭취하면 어떻게 될까. 쉽게 예상할 수 있듯이, 중성지방 수치가 높아졌다. 즉, 점심식 사는 혈당과 중성지방 수치 모두를 낮추는 효과가 있다.

끼니를 거르거나 가볍게 때우지 말고 영양적으로 균형 잡힌 점심식사를 하자.

점심을
먹은 경우

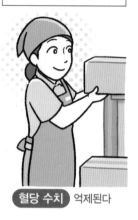

혈당 수치 억제된다

중성지방 수치

점심식사를 할 경우
아침식사 후의 절반이 된다

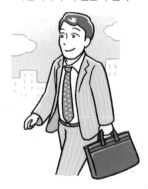

점심을 먹지 않은 경우

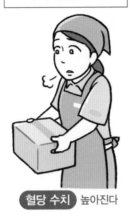

혈당 수치 높아진다

식빵 한 장,
국수 한 그릇으로
때워도…

혈당 수치

점심을 거를 때와
변함없이
높아진다

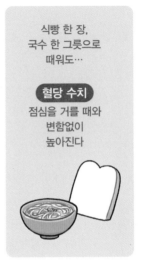

중성지방 수치

저녁에
고지방식을 먹을 경우…

높아진다

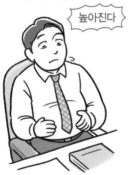

3.
돈가스나
소고기덮밥은
점심에 먹는다

건강한 성인을 대상으로 오후 1시 반과 새벽 1시 반에 고지방식 섭취를 조사한 결과, 오후에 먹은 사람보다 새벽에 먹은 사람에게서 중성지방량이 높았다. 중성지 방량이 높은 상태도 5~6시간 지속적으로 관찰되었다. 이런 사실들로 미뤄볼 때 고지방의 돈가스나 소고기덮밥 은 아침이나 저녁보다 점심에 먹는 것이 더 바람직하다.

점심의
이점을 살린다

앞에서 점심식사 후에는 중성지방 수치가 쉽게 오르지 않는다고 했다. 그 주장을 뒷받침하는 근거가 점심식사 후에는 '비말원'이라는 시계 유전자의 발현 비율이 낮다는 점이다. 비말원은 생체시계를 관장하는 시계 유전자의 하나로, 지방을 모으는 기능을 하며 분비량이 많아지면 몸에 지방이 쌓이기 쉽다.

또 비말원은 햇볕과도 깊은 관계가 있는 물질이다. 낮 동안에는 분비량이 적고, 저녁 이후가 되면 증가한다. 가장 많이 분비되는 시간대는 밤 10시부터 새벽 2시 사이이다.

이런 사실을 고려하면, 밤에 고지방식을 섭취하는 것은 지방 축적, 즉 비만으로 이어진다는 것을 알 수 있다. 반대로 낮 동안에는 비말원의 분비량이 적기 때문에 몸은 지방을 축적하려고 하지 않는다. 이것은 실제 측정 데이터를 통해서도 확인되었다.

건강한 성인을 대상으로 오후 1시 반과 새벽 1시 반에 고지방식 섭취를 조사한 결과, 오후에 먹은 사람보다 새벽에 먹은 사람이 중성지방량이 높았다. 게다가 중성지방량이 높은 상태도 5~6시간 지속적으로 관찰되었다.

이런 사실로 미뤄볼 때 고지방의 돈가스나 소고기덮밥을 먹는다면 아침이나 저녁보다는 점심에 먹는 것이 더 바람직하다. 단, 덮밥만으로는 탄수화물과 단백질에 편중된 식사가 되므로 식이섬유가 함유된 된장국이나 반찬을 곁들여서 영양 균형을 이루도록 하자.

점심으로
저녁의 폭식을 막는다

점심을 거르거나 가볍게 때운 탓에 저녁에 과식하거나 폭식한 경험이 있을 것이다.

그러나 저녁에 폭식하거나 튀김 등의 고지방을 섭취하는 것은 혈당이나 중성지방량이 증가한다는 점에서 당연히 좋지 않다.

건강을 위해서도 아침식사로 생체시계를 초기화하고 점심식사로 칼로리를 보충하자. 따라서 평소 먹고 싶었던 메뉴나 고지방식인 돈가스와 스테이크는 점심에 먹는 것이 좋다.

1장에서도 말했지만 일본인의 세 끼 식사의 양, 즉 아침:점심:저녁의 평균 비율은 2:3.5:4.5다. 어쩔 수 없이 저녁식사의 양이 많아지는데, 가능한 한 고르게 나눠서 먹을 수 있도록 그날의 식사 메뉴를 생각해보자.

물론 저녁식사 시간대에 모임이나 회식이 있으면 과식할 수 있다. 가끔 분위기에 취해 과식하는 정도라면 큰 문제는 없으니 그런 기회도 소중히 여기면서 식사량을 조절해보자.

산책할 때는
조금 빠르게 걷기

지방 연소 효과는 저녁이 높다. 지방 연소에 가장 효과적인 것은 유산소 운동이다. 대표적인 운동은 걷기, 조깅, 수영이다.

강도는 약간 숨이 찰 정도, 사람과 대화할 수 있는 정도가 좋다. 과격한 운동이 효과적일 것이라 생각하지만, 그렇지 않다. 무엇보다 과격한 운동은 지속하기가 어렵다.

저녁에 무리하지 않고 빠른 걸음으로 20~30분 정도 산책하는 것이 좋다.

참고로, 예전에는 운동을 20분 이상 지속하지 않으면 지방 연소 효과가 없다고 했는데, 최근 연구 결과에 따르면 30분간 운동을 할 때 한 번에 몰아서 하든 10분씩 세 번으로 나눠서 하든 효과는 같다고 한다. 즉, 짧은 시간 운동하더라도 총 운동 시간이 30분이 넘으면 지방 연소 효과를 충분히 기대할 수 있다. 하루 일과를 계획할 때 참고하자.

【하루 30분, 몰아서 하든 나눠서 하든 OK】

세 번으로 나눠서 10분씩 해도 OK

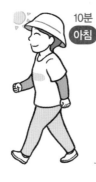
10분
아침

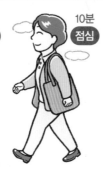
10분
점심

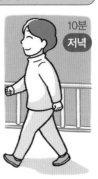
10분
저녁

한 번에 30분을 해도 OK

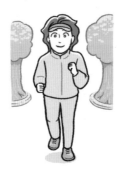

4장

건강한
저녁식사를 위해
지켜야 할 것

1.
녹차를 마시기에
적합한 시간은
따로 있다

혈당 상승을 억제하거나 수면의 질을 높이려면 저녁에 녹차를 마시는 것이 효과적이다. 한편, 아침에 마시는 녹차에는 생체시계를 초기화하는 효과가 있다. 그런 점을 감안하면, 녹차는 저녁식사 후에 챙겨 마셔야 할 음료라고 할 수 있다.

녹차의 카테킨이
혈당을 조절한다

식후에 습관적으로 녹차를 마시는 사람이 많은데, 시간 영양학적으로 봤을 때 녹차를 마시기에 적합한 시간대가 있을까.

녹차 성분으로 잘 알려진 것이 카테킨(Catechin)이다. 카테킨은 폴리페놀의 일종으로 혈당을 낮추는 작용을 한다. 녹차의 혈당 조절 기능의 최적 시간대를 알아보기 위해 아침과 저녁, 각각 식후에 녹차를 마셨을 때의 혈당치 변화를 알아보았다.

그 결과, 인슐린 분비량에서는 변화를 볼 수 없었지만, 저녁식사 후의 혈당 상승은 확실히 억제되었다.

일반적으로 같은 식단으로 아침과 저녁을 먹는 경우에

는 저녁식사 후가 혈당 수치 상승이 크다. 따라서 고혈당에 대처할 목적이라면 저녁식사 후에 녹차를 마시는 것이 좋다. 혈당 스파이크를 막는 효과가 있다는 조사 결과도 있으니 저녁에 마시기를 권한다.

또, 카테킨을 지속적으로 섭취했을 때 혈당 억제 효과에 어느 정도 변화가 있는지 알아보았다. 그 결과, 효과의 정도에는 변화가 없었지만 저녁식사 후 혈당치를 억제하는 효과는 지속되었다.

이 현상을 생쥐 실험으로도 살펴보았다. 먼저 생쥐를 두 그룹으로 나누고, 일주일 동안 한쪽은 저녁식사 때 카테킨을 주고, 다른 한쪽은 아무것도 주지 않았다. 그리고 다시 각 그룹을 아침식사 때 포도당을 투여한 그룹과 저녁식사 때 포도당을 투여한 그룹으로 나누어 관찰했다.

먼저, 저녁식사 때 포도당을 투여한 그룹의 경우, 저녁에 카테킨을 주었던 생쥐는 아무것도 주지 않았던 생쥐에 비해 혈당이 오르지 않았다.

아침식사 때 포도당을 투여한 그룹은 어떨까. 이 경우는 카테킨 섭취 여부와 상관없이 저녁식사 때 포도당을 투여한 그룹과 비슷한 결과, 즉 혈당 억제로 혈당이 오르지 않았다. 원래 아침은 혈당이 쉽게 오르지 않는 시간대이므로 전날 밤에 카테킨을 섭취하든 섭취하지 않든 거의 상관없을 수도 있다.

이상의 결과로부터, 저녁식사 후에 카테킨을 섭취하는 것이 혈당 상승을 억제하는 효과가 있다는 결론을 얻을 수 있었다.

녹차의 테아닌이 가진
긴장완화 효과

녹차에는 단맛과 감칠맛을 내는 테아닌(Theanine) 성분도 포함되어 있다. 테아닌은 생체시계에도 작용하는데, 여기서 주목할 점은 테아닌이 행복 호르몬 '도파민'을 대량으로 방출하는 작용을 한다는 것이다.

동물실험에서는 테아닌에 항 스트레스와 항 우울 효과가 있고, 뇌의 신경전달물질 가바를 증가시켜 잠들기 쉽게 하는 효과도 있다고 밝혀졌다.

가바는 몸의 긴장을 풀어 수면을 유도하거나 스트레스

를 낮춰서 수면의 질을 높이는 효과가 있는 아미노산의 일종이다.

사람 대상의 실험에서는 테아닌을 섭취하면 부교감신경의 활성화로 알파파가 쉽게 방출된다는 것이 확인되었다. 알파파는 긴장이 풀렸을 때 방출되는 뇌파의 일종이다.

정리하면, 녹차에는 긴장을 완화시켜 수면을 유도하는 효과가 있다. 녹차를 마시고 숙면을 취하면 아침에 일어났을 때 개운함을 느낄 수 있다. 그 외에 녹차에는 지방 연소 촉진, 콜레스테롤 수치 정상화, 활성산소 저감, 고혈압 개선 및 예방 등의 효과도 있다.

혈당 상승을 억제하거나 수면의 질을 높이려면 저녁에 녹차를 마시는 것이 효과적이다. 한편, 아침에 마시는 녹차에는 생체시계를 초기화하는 효과도 있다.

그런 점을 감안하면, 녹차는 저녁식사 후에 챙겨 마셔야 할 음료라고 할 수 있다.

단, 녹차에는 카페인도 포함되어 있다. 테아닌이 수면을 유도하는 작용을 한다면 카페인은 각성 작용을 하는 성분이다. 따라서 아침에는 일반적인 녹차로, 저녁에는 저카페인 녹차를 선택하는 것이 좋다.

2.
녹차가
혈당 스파이크를
막는다

고혈당이 되었을 때 혈당 스파이크의 수치는 당뇨 환자와 거의 같다. 그 후 떨어지기는 하지만 혈당 수치의 심한 변동이 장기간 반복되어 혈관이 크게 손상되면 심혈관계 질환을 일으킬 수 있다.

혈당 스파이크의
자각 증상은?

녹차의 카테킨은 혈당을 낮추고, 혈당 스파이크를 억제한다. 이 효과를 높이기 위해서 특히 권하는 것이 카테킨 농도가 높은 '고농도 카테킨 차'다.

그렇기는 하지만, 식후 혈당 수치를 눈으로 확인할 수 없고, 혈당 스파이크가 일어나는지 여부도 알 수 없다. 그래서 혈당 스파이크의 자각 증상 등 혈당 스파이크에 대해서 좀 더 알아보자.

식후에는 누구나 혈당이 오르는데, 사람에 따라서는 급격하게 치솟고 급격히 떨어지는 현상을 볼 수 있다. 이런 현상을 혈당 스파이크라고 한다.

식후 1~2시간이라는 짧은 시간 동안 혈당 수치에 큰 폭

【혈당 스파이크란?】

식후 1~2시간이라는 짧은 시간에
혈당치에 큰 변동이 나타난다.

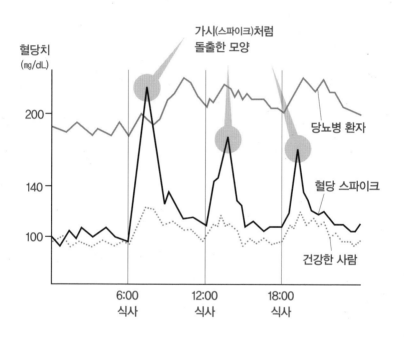

혈당치
(mg/dL)

가시(스파이크)처럼
돌출한 모양

당뇨병 환자

혈당 스파이크

건강한 사람

200

140

100

6:00
식사

12:00
식사

18:00
식사

식후 혈당 스파이크 증상

·두통, 구역질
·심한 졸음
·몽롱함

의 변동이 나타나기 때문에 그 변화를 꺾은선 그래프로 그리면 가시(스파이크)처럼 뾰족하게 돌출한 선이 그려진다. 이 모양 때문에 '혈당 스파이크'라는 이름이 붙었다.

참고로, 당뇨병을 앓으면 혈당이 높은 상태가 계속되지만, 혈당 스파이크가 일어나는 사람은 공복 혈당이 높지 않아도, 혈당이 올랐을 때 당뇨병 환자 정도의 수치가 되는 것이 특징이다.

혈당 스파이크의 원인은 급격히 상승한 혈당을 낮추기 위해 인슐린이 과잉으로 분비되는 데 있다. 그 모습을 눈으로 확인할 수는 없지만 신체적으로 나타나는 자각 증상이 있다. 식후 두통, 구역질, 극도의 졸림, 몽롱함 등이다. 특히 저녁을 먹은 후에는 혈당이 높아지기 쉬우므로 이런 증상에 주의하면 좋을 것이다.

또, 점심에 골고루 영양을 섭취하지 않고 탄수화물이 많은 국수만 먹으면 혈당 스파이크가 일어나기 쉬워서 낮 동안에도 심하게 졸릴 수 있으니 주의가 필요하다.

최근에는 체내 '연속 포도당 수치'를 측정해 자신이 어떤 음식에 혈당 스파이크가 일어나는지 알아볼 수 있는 방법도 개발되었다.

혈당 스파이크는
왜 위험할까?

172쪽의 혈당 스파이크 그래프를 보면 알 수 있듯이 고 혈당이 되었을 때의 수치는 당뇨 환자와 거의 같다. 그 후 떨어지기는 하지만 혈당 수치의 심한 변동이 장기간 반복되어 혈관이 크게 손상되면 심혈관계 질환을 일으킬 수 있다.

또, 혈당 스파이크는 일반 건강검진으로는 발견하기 어렵다는 점도 문제다. 건강검진에서 조사하는 혈액검사는 혈당의 식후 변화나 하루의 변화를 확인하기에는 한계가 있기 때문이다. 이런 검사로는 혈당 스파이크를 막을 방법이 없다. 혈당 스파이크로 나타나는 증상을 피로나 감기 등의 컨디션 불량으로 인식하는 경우도 있어 적절한 대처가 어렵기도 하다.

따라서 거듭 말하지만, 저녁식사 후에는 녹차를 마시는 것이 좋다. 혈당을 억제하고 혈당 스파이크에도 효과적이란 것이 확인되었기 때문에 마시지 않을 이유가 없다. 단, 밤에는 저카페인 녹차를 마시는 것이 좋다.

3.
칼슘은
언제
섭취해야 할까?

칼슘과 함께 섭취해야 할 것이 수용성 식이섬유다. 생쥐 실험에서는, 저녁에 칼슘과 수용성 식이섬유를 함께 섭취했을 때 칼슘 흡수율이 높아지는 것으로 확인됐다. 수용성 식이섬유는 다양한 식품에 포함되어 있는데, 특히 오트밀, 우엉, 톳, 김, 돼지감자, 건과일에 많다.

칼슘 흡수 효과를 높이는
수용성 식이섬유

나이가 들수록 뼈가 약해지는 것은 당연한 일이다. 노령인구 증가로 골다골증 진단을 받는 사람도 증가하고 있다.

뼈를 강화하는 영양소는 칼슘이다. 칼슘은 근육 수축과 혈액 응고, 신경전달에도 관여하는데, 식사로 섭취하는 칼슘이 부족하면 뼈에 저장된 칼슘이 녹아나와 사용된다.

일본은 모든 연령대에서 칼슘 섭취량이 부족하다(보건복지부와 한국영양학회가 발표한 '2020 한국인 영양소 섭취 기준'에 따르면 한국 국민도 대부분 연령대에서 칼슘과 비타민A 섭취가 부족한 것으로 조사되었다-옮긴이). 칼슘 강화식품과 영양제를 먹는 것도 괜찮지만, 식사를 통해 자연스럽게 칼슘을 흡수하는 것이 가장 좋다.

시간영양학적으로 생각했을 때, 1장 중 '우유 마시기에 좋은 시간은 따로 있다'에서 설명한 것처럼 칼슘의 흡수율은 아침보다 저녁이 높다. 뼈를 튼튼하게 하려면 칼슘이 많이 들어 있는 식품은 저녁에 먹는 것이 효과적이다. 실제로 뼈의 합성은 밤에 활발해지므로 그 재료가 되는 칼슘을 저녁에 섭취하는 것이 논리적으로 맞다.

칼슘이 많이 들어 있는 식품은 우유·요구르트·치즈 등의 유제품, 멸치처럼 뼈째 먹을 수 있는 작은 생선, 두부·낫토 등의 콩 제품, 해조류 등이다. 그러나 이 식품들을 장에서 흡수하는 비율에는 차이가 있다. 유제품은 50% 정도인데, 뼈째 먹는 생선, 콩 제품, 해조류는 20% 정도다.

칼슘은 다른 영양소와 함께 섭취하면 흡수율을 높일 수 있다. 칼슘을 섭취하기 위해 애써 준비한 식사인 만큼 조금이라도 많이 흡수되도록 식품의 조합에 신경 써야 한다.

먼저, 칼슘과 함께 섭취하면 좋은 식품은 수용성 식이섬유다. 생쥐 실험에서는, 저녁에 칼슘과 수용성 식이섬유를 함께 섭취했을 때 칼슘 흡수율이 높아지는 것으로 확인됐다.

수용성 식이섬유는 다양한 식품에 포함되어 있는데, 특히 오트밀, 우엉, 톳, 김, 돼지감자, 건과일에 많다.

수용성 식이섬유는 혈당 상승을 억제하고, 나쁜 콜레스테롤과 나트륨의 배출을 돕는다. 또 칼로리가 낮아서 비만 방지에 도움이 되고, 동맥경화·고혈압·당뇨병 등의 생활습관병을 개선하는 효과도 기대할 수 있다.

칼슘을 조합하면 뼈를 강화하는 상승효과도 있으므로 수용성 식이섬유는 적극적으로 챙겨먹도록 하자.

비타민D·비타민K·식초와의
조합도 OK

칼슘의 흡수를 돕고, 또 칼슘을 효율적으로 이용하려면 비타민D가 필요하다. 비타민D가 많이 들어 있는 식품은 건표고버섯, 무말랭이, 건멸치, 말린 해파리 등이다.

참고로, 비타민D는 반드시 식품으로만 섭취해야 하는

것은 아니다. 햇볕을 쬐면 체내에서 합성할 수 있다.

햇볕을 쬐면 자외선이 걱정되기도 하지만 건강을 생각한다면, 여름에는 그늘에서 30분, 겨울에는 30분에서 1시간 정도 햇볕을 쬐는 것이 좋다.

그 외에 칼슘의 흡수를 높이는 성분으로는 비타민K, 식용 구연산과 사과산도 있다.

비타민K가 많이 함유된 식품은 낫토, 브로콜리, 건표고버섯, 양배추 등이다. 식용 구연산은 식초, 매실, 감귤류에 많고, 사과산도 사과나 사과식초를 통해 효율적으로 섭취할 수 있다.

식초는 저녁 반찬에 초절임을 더하거나 소금 대신 사용하면 부담없이 섭취할 수 있다. 이처럼 칼슘은 흡수율을 높여주는 식품과 함께 섭취하는 것이 좋다.

【칼슘 흡수를 돕는 식품】

수용성 식이섬유

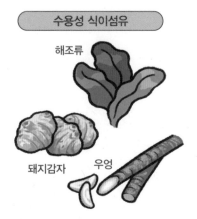

해조류

돼지감자 우엉

비타민D

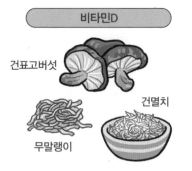

건표고버섯

건멸치

무말랭이

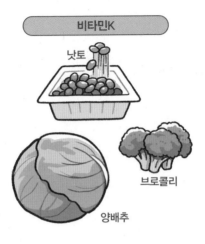

비타민K

낫토

브로콜리

양배추

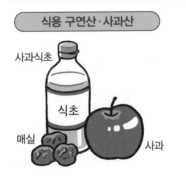

식용 구연산·사과산

사과식초

식초

매실

사과

4.
골다공증이 걱정되면
저녁에
칼슘을 먹자

골다공증이 여성에게 많은 것은 폐경 후 여성 호르몬의 하나인 에스트로겐이 감소하기 때문이다. 에스트로겐은 뼈의 형성을 돕고, 뼈에서 칼슘이 유출되는 것을 막는다. 그런데 골다공증의 증상은 뼈만 약해지는 것이 아니다. 생활습관병과 심장병, 뇌경색의 발생 위험을 높일뿐더러 치매를 유발하기도 한다.

뼈 강화는
저녁이 효과적

골다공증이 생기면 뼈가 약해져 골절되기 쉽다. 나이 때문에 어쩔 수 없다는 사람도 있을 텐데, 칼슘을 섭취하면 연령이 높아도 뼈를 강화할 수 있다.

앞에서 말했듯이 뼈가 만들어지는 시간대는 밤이다. 잠을 잘 때 분비되는 성장 호르몬이 뼈를 성장시키고 골량을 유지하는 작용을 하기 때문이다.

그 시간대의 효과를 얻으려면 역시 저녁식사 때 칼슘을 섭취하는 것이 바람직하다.

칼슘이 많이 들어 있는 식품은, 여러 번 말했듯이 우유·치즈·요구르트와 같은 유제품, 뼈째 먹는 생선, 콩 제품 등인데 이 가운데 흡수율이 높은 것은 유제품이다.

우유와 요구르트를 저녁식사에 곁들이는 메뉴도 생각할 수 있지만, 사실 우유나 요쿠르트는 저녁보다는 아침에 먹는 경우가 많다. 그렇다면 저녁 메뉴에는 치즈를 활용해보는 것이 어떨까. 샐러드에 넣거나 치즈 계란말이 등을 메뉴에 포함시켜보자.

녹는 치즈를 사용하면 고기, 생선, 카레에도 토핑할 수 있다. 살찌는 것이 걱정인 사람은 저지방 유제품을 선택하면 된다.

치즈는 제조법에 따라 종류가 다양하다. 코티지 치즈(리코타 치즈)처럼 가벼운 맛이라면 치즈를 싫어하는 사람도 부담 없이 섭취할 수 있다.

심장병과 치매까지 일으키는
골다공증의 위험성

골다공증은 우리 몸에 어떤 위험을 일으킬까?

골다공증이 여성에게 많은 것은 폐경 후 여성 호르몬의 하나인 에스트로겐이 감소하기 때문이다. 에스트로겐은 뼈의 형성을 돕고, 뼈에서 칼슘이 유출되는 것을 막는 역할을 한다.

그런데 골다공증의 증상은 뼈만 약해지는 것이 아니다. 생활습관병과 심장병, 뇌경색의 발생 위험을 높일뿐더러 치매를 유발하기도 한다. 그런 점에서도 건강을 유지하려면 골다공증에 대한 적절한 예방과 방지 대책이 필요하다.

콩에 들어 있는 이소플라본은 에스트로겐과 비슷한 기능을 갖고 있어 골다공증을 예방하려면 낫토를 먹는 것도 좋다. 낫토에는 나토키나제(Nattokinase)라는, 혈액 응고를 억제하는 성분이 포함되어 있다. 혈액이 굳는 혈전증은 아침에 일어나기 쉬우므로 저녁식사 때 낫토를 섭취하는 것도 좋다.

앞에서 설명한 대로 칼슘의 흡수율은 비타민D와 수용성 식이섬유를 조합하면 높아지므로 그 점도 참고하자.

5.
슬기로운 저녁식사가
다이어트 성공의
열쇠

늦은 시간대의 당질 섭취는 생체시계를 저녁형으로 만들기 때문에 그것을 예방하기 위해서라도 저녁을 두 번에 나누어 먹는 것은 바람직한 방법이다. 생쥐 실험에서도 오후 5시와 오후 11시 두 번으로 나누어 먹이를 준 경우에는 생체시계가 조절되어 저녁형이 되는 것을 막을 수 있었다.

체중을 줄이려면
탄수화물은 반으로 줄여라

건강한 몸과 좋은 컨디션을 유지하려면 하루 세 끼 식사량의 비율을 고르게 나눠야 한다. 여기서는 비율에 주목해보자.

체중 감량을 위해 당질, 즉 탄수화물 제한 다이어트를 하는 사람도 있을 것이다. 여러 번 말했듯이 아침식사를 하는 것에는 생체시계를 초기화하고 다이어트에도 도움을 주는 등의 다양한 유익이 있다. 그 효과는 탄수화물 외의 영양소를 함께 섭취하는 것으로 발휘된다.

또 점심식사로는 고칼로리, 고지방 메뉴도 괜찮다. 누구나 한 끼 정도는 만족스러운 식사를 하고 싶기 때문이다.

아침과 점심 메뉴를 정했다면 이제 저녁식사를 어떻게

할지를 정해야 한다. 여기서 건강과 다이어트를 지원하는 식사관리 애플리케이션 '아스켄'의 이용자 1만 명을 대상으로 실시한 설문 조사 결과를 소개한다.

이 조사에서 아침·점심·저녁, 각각 식사로 섭취하는 3대 영양소 '단백질·지방·탄수화물'의 균형을 분석하여 아침·점심·저녁의 탄수화물 섭취와 비만의 관계를 알아보았다. 그 결과, 저녁식사의 탄수화물 비율이 낮을수록 체중 감량 효과를 얻기 쉬웠다.

탄수화물은 당질과 식이섬유로 나뉘는데, 아침에 섭취한 당질이 인슐린 분비를 촉진하고 생체시계를 초기화한다는 것은 앞서 말한 대로다. 당질은 하루의 활동 에너지로도 사용된다.

한편 저녁의 경우, 활동 에너지는 아침만큼 필요하지 않다. 따라서 사용되지 않은 탄수화물은 체내에 지방으로 축적된다. 이는 '아스켄'의 조사 결과와도 일치한다.

결론적으로, 탄수화물 제한 다이어트를 한다면 저녁식사의 주식을 절반으로 줄이는 것이 좋다. 줄인 양만큼을 아침에 더해주면 세 끼 섭취량의 균형도 이룰 수 있어 일석이조다.

저녁식사가 늦어지면
두 번에 나눠 먹어라

체중 감량 효과를 높이려면, 아침을 먹고나서 10~12시간 이내에 저녁을 먹고, 또 저녁은 19시까지는 마치는 것이 이상적이다.

그러나 생각과 달리 저녁식사가 늦어질 때도 있다. 그렇게 되면 점심식사에서 저녁식사 사이의 공복 상태도 길어지기 때문에 식후 혈당이 오르기 쉽다. 이 점은 미국에서 실시된 조사로도 확인되었다. 조사 내용은 다음과 같다.

먼저, 대상자를 두 그룹으로 나눈 다음 한쪽은 오후 6시에 저녁을 먹고, 다른 한쪽은 오후 9시에 먹었다. 이때 식사 내용은 양쪽이 같았다. 또 취침은 밤 11~12시경에 하고, 기상은 오전 6~7시경에 하도록 해, 수면 시간도 동일했다.

조사 결과, 오후 9시에 저녁을 먹은 그룹의 식후 혈당치가 오후 6시에 저녁을 먹은 그룹보다 18%나 높았다. 연소된 지방량도 오후 6시 그룹보다 10%나 적었다.

이 결과로도 늦은 시간의 저녁식사는 바람직하지 않다

【저녁을 두 번에 나누어 먹기의 예】

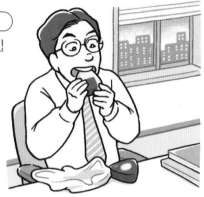

오후 4~5시경

주식을 늦은 오후에!

주먹밥, 김밥 등

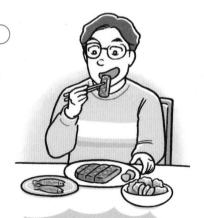

밤 9~10시경

주된 반찬을 밤에!

고기와 생선, 채소 등

늦은 시간의 당질 섭취는
고혈당으로 이어지기 쉬우므로
주의하자!

는 것을 알 수 있다. 그럼 어떻게 대처해야 할까.

이럴 때는 분식(分食)이 정답이다. 말 그대로 식사를 한 번에 하지 않고 두 번으로 나누어 먹는 것이다. 저녁식사의 총량은 바꾸지 않고, 늦은 오후에 가볍게 식사를 한 번 해두면 식후 혈당이 오르는 것을 방지할 수 있다.

이때 주식을 늦은 오후 시간대에 먹는 것이 요령인데, 메뉴로는 주먹밥이나 김밥, 샌드위치 등이 좋다. 그 후 본식사 때 단백질과 지방이 함유된 반찬을 먹는다.

늦은 시간대의 당질 섭취는 생체시계를 저녁형으로 만들기 때문에 그것을 예방하기 위해서라도 저녁을 두 번에 나누어 먹는 것은 바람직한 방법이다.

생쥐 실험에서도 이 이론을 뒷받침하는 결과가 나왔다. 오후 5시에 주었던 먹이를 똑같은 내용으로 오후 10시 이후에 주는 방식으로 바꾸자 생체시계가 저녁형이 되었다. 그러나 오후 5시와 오후 11시 두 번으로 나누어 먹이를 준 경우에는 생체시계가 조절되어 저녁형이 되는 것을 막을 수 있었다.

식사 시간이 늦어질 때는 나눠 먹기로 대처하자.

6.
저녁에 먹는
콩이
불면증을 개선한다

콩은 단백질을 비롯한 여러 영양성분을 갖고 있는데, 그 중에서도 질 좋은 수면에 도움이 되는 'L-세린'이라는 아미노산이 풍부하다. 밤이 되면 졸린 것은 저녁 이후 분비량이 증가하는 멜라토닌의 작용 때문이다. L-세린 에는 멜라토닌의 분비 리듬을 앞당기는 효과가 있다.

콩의 'L-세린'이
수면을 유도한다

적절한 수면은 집중력과 기억력을 향상시키고 일의 능률을 높인다. 또한 고혈압과 심장 질환을 예방하고, 면역력 향상에도 도움을 준다.

그러나 중장년층 가운데 밤에 잠이 오지 않는다고 호소하는 사람이 적지 않다. 나이가 들면 잠자리에 누워도 쉽게 잠들지 못하는 경우가 잦다. 한밤중에 여러 번 깨고 잠이 얕아서 푹 잤다는 숙면감을 느끼지 못한다.

그런 상황을 개선하려면 저녁식사 때 콩 제품을 섭취하는 것이 좋다. 메뉴에 낫토나 두부 반찬을 더해보자. 저녁에 먹는 콩은 저녁형 생활을 아침형으로 이행시키는 효과도 기대할 수 있다.

그런데 왜 콩일까. 콩은 단백질을 비롯한 여러 영양성분을 갖고 있는데, 그중에서도 질 좋은 수면에 도움이 되는 'L-세린'이라는 아미노산이 풍부하다.

밤이 되면 졸린 것은 저녁 이후 분비량이 증가하는 멜라토닌의 작용 때문이다. L-세린에는 멜라토닌의 분비 리듬을 앞당기는 효과가 있다.

신경전달물질 가바의
불면증 개선 효과

또, L-세린이 신경전달물질 가바의 기능을 활성화한다는 점도 잊어선 안 된다. 가바는 고혈압을 개선하는 것으로 알려진 물질로, 스트레스를 완화하는 진정 효과가 있어 불안감을 낮추고 쉽게 잠들게 하는 기능을 한다(61쪽 참고).

가바는 대뇌 아래에 위치한 시상하부의 시교차상핵이라는 곳에 많이 들어 있다. 시교차상핵은 '수면-각성 스위치'라고도 하며, 낮에는 깨어 있고 밤에는 잠을 자게 만드는 역할을 한다.

생쥐 실험으로 L-세린이 어떻게 작용하는지를 조사했는데, 저녁형인 생체시계를 앞당기는 형태로 생체리듬을 조정하고, 새로운 리듬에 순응하는 시간도 단축시켰다.

또 다른 실험에서는 가바 수용체의 작용을 막자 L-세린의 작용까지 저해되었다는 보고도 있다. L-세린과 가바가 작용하는 원리에 어떠한 관련성이 있는 것으로 보인다.

아무튼 멜라토닌의 분비를 촉진하고 가바의 작용을 활성화시키는 L-세린은 불면증을 개선한다.

수면의 질이 신경 쓰이는 사람은 저녁에 두부 반찬을 더하거나 콩으로 만든 메뉴를 섭취하자.

7.
음주 후
오르니틴 섭취가
간 건강을 지킨다

간 기능을 개선하고 보호하는 데 바지락이 좋다는 말을 들어봤을 것이다. 바지락에는 '오르니틴'(Ornithine)이라는, 간의 해독 기능에 필요한 아미노산이 풍부하다. 피로회복 효과도 있어 음주 후 바지락탕으로 마무리하는 것은 최적의 식단이라고 할 수 있다.

음주 후에
바지락탕이 좋은 이유

술 하면 간, 간 하면 술을 떠올리는 사람이 많을 것이
다. 간의 중요 기능은 해독, 대사, 에너지 저장, 담즙 생성
으로, 우리가 마신 술의 90%가 간에서 분해된다.

그래서 과음은 간에 큰 부담을 준다. 간 기능이 나빠지
면 에너지 저장에 지장을 주고 중성지방이 쌓여 지방간을
유발할 뿐만 아니라 방치하면 간경변에 이르는 경우도 적
지 않다.

간 기능을 개선하고 보호하는 데 바지락이 좋다는 말을
들어봤을 것이다. 바지락에는 '오르니틴'(Ornithine)이라는,
간의 해독 기능에 필요한 아미노산이 풍부하다. 피로회복
효과도 있어 음주 후 바지락탕으로 마무리하는 것은 최적

의 식단이라고 할 수 있다.

오르니틴의
시간영양학적 효과

시간영양학적으로 오르니틴은 어떤 역할과 기능을 하는 성분일까?

생쥐 실험에서 오르니틴을 투여했을 때 인슐린 분비를 촉진하는 'GLP-1'이라는 호르몬이 증가했다. 그것으로 간의 시계 유전자가 작동하는 것을 확인할 수 있었다.

그 후 사람을 대상으로도 실험이 이루어졌는데, 중장년층의 건강한 사람에게 일주일 동안 취침 전에 오르니틴이 함유된 시험 식품을 섭취하도록 했다.

그 결과, 멜라토닌의 분비가 한 시간 정도 늦춰졌다. 생활리듬을 저녁형으로 조금씩 늦출 수 있기 때문에 아침에 너무 일찍 잠이 깨서 고민이라면 오르니틴 섭취로 수면 시간 개선을 기대할 수 있다.

실제로 남성 고령자의 경우, 초(超)아침형인 사람이 많다. 술은 보통 저녁에 마신다는 점을 고려하면 간 기능을 유지하고 수면 리듬을 조절하는 오르니틴을 밤에 섭취하는 것은 시간영양학적으로도 합리적이다.

자신에게 필요한 영양을 그 성분이 최대한 효과를 낼 수 있는 시간대에 섭취할 것. 그것만 의식적으로 실천해도 매일의 식사가 즐거울 것이다.

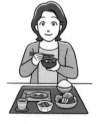

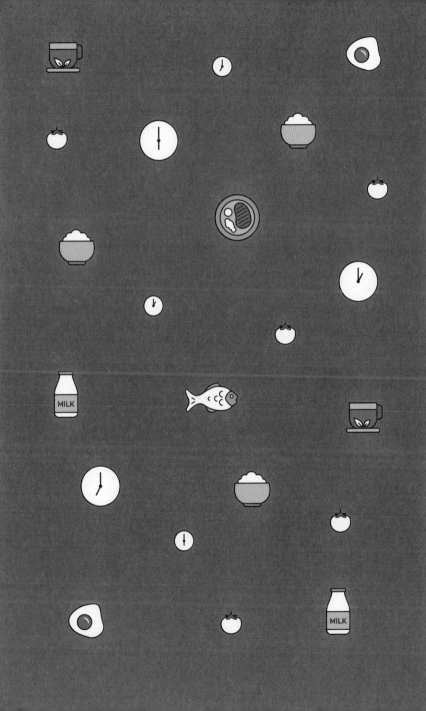

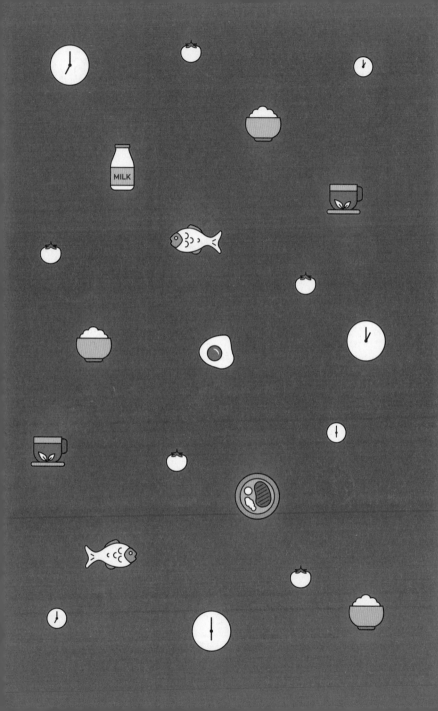

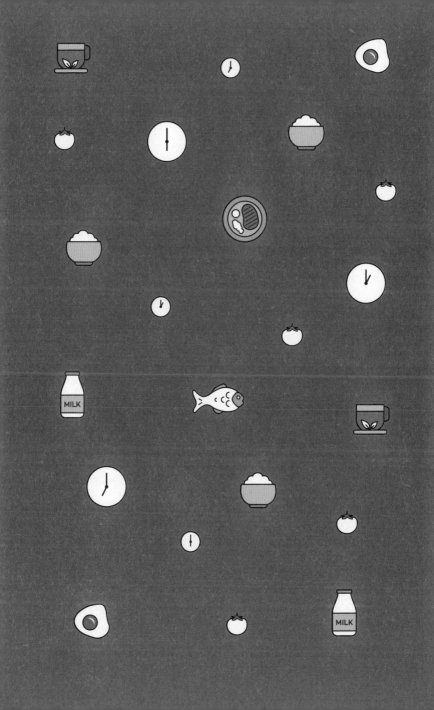

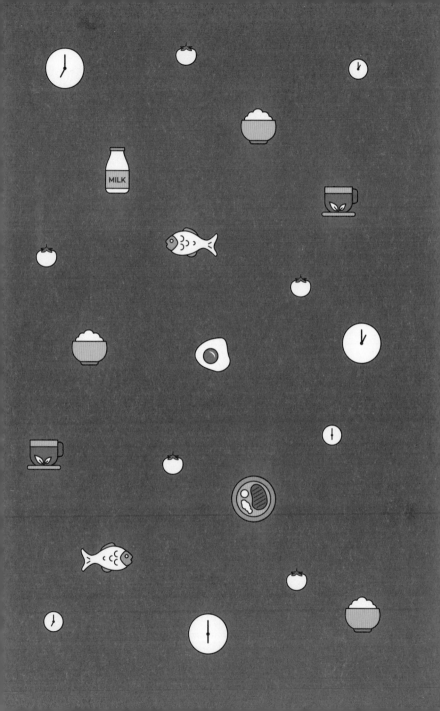